精油大全

全家人从头到脚都适用的精油配方

[日]盐屋绍子 著　　吴晶　张育铭 译

江西科学技术出版社

2019年·南昌

来吧！一起感受芳香疗法的魅力！

芳香疗法起源于古埃及，后盛行于欧洲。曾经，它的爱好者少之又少，现在，它已经成为众所周知的自然疗法，而能够施行芳疗的美容机构也在不断增加。

芳香疗法的要素是用特殊方法从植物中萃取的芳香成分"精油"。进行芳疗的第一步，就是选择一瓶自己喜欢的精油，并将它融入生活中。在习惯了使用精油后，就可以开始尝试各式各样的精油。

精油中富含植物为了生存而从自身激发出来的有益成分。让精油发挥功效的方法有很多种，比如在房间里点香薰灯、把精油加在泡澡的温水中或是制成可以湿敷的面膜等。其实精油的使用方法并不复杂。无论什么方法，只要你觉得好用，那么它就是最

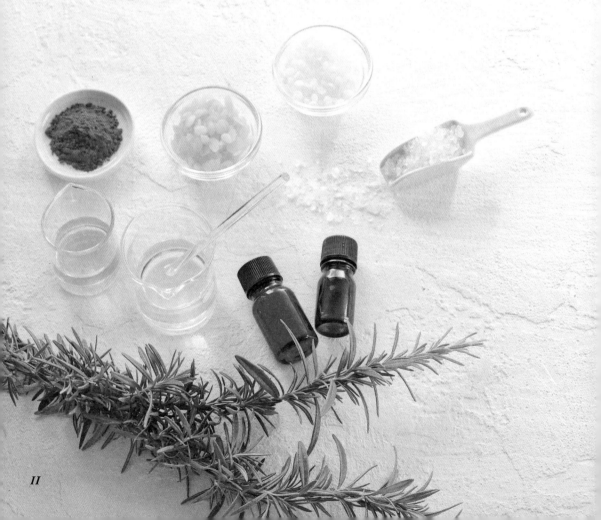

适合你的。

不过，为了能享受芳疗的乐趣，掌握基本的芳疗知识是很重要的。原因在于，只有正确且安全地使用精油，才能够获得良好的效果。

本书详细介绍了初学者也能轻松掌握的芳香疗法以及为了获得疗效，所必须掌握的精油的概况和使用方法，还有手工自制化妆品的方法等。芳香疗法的基础知识与运用方法，在本书中都能查到。

除此之外，本书对于精油的选购、调配方法，也有详细的说明，为读者提供最有力的帮助。

芳香疗法能让我们的生活变得更丰富多彩。希望本书不仅能够让你享受精油的芳香，还能够让你和家人朋友一起度过健康的每一天。

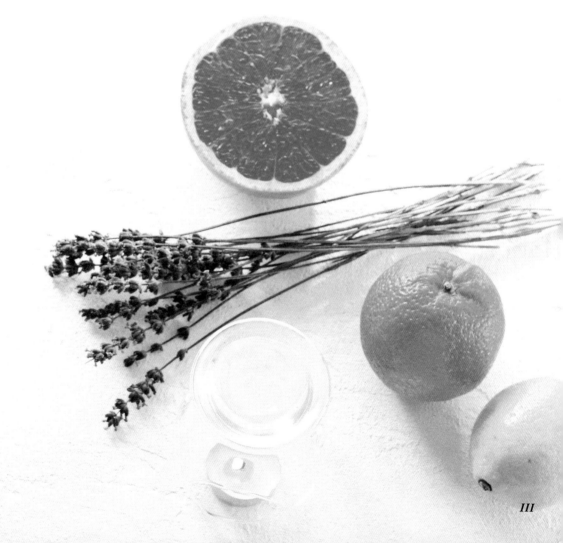

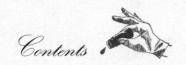

Contents

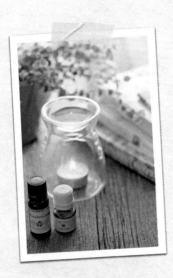

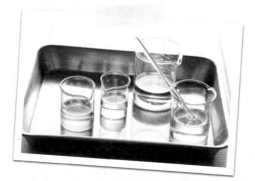

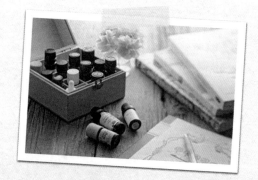

⚠ 使用精油之前，请务必阅读以下内容。

● 请认真阅读第 3 章中每款精油的注意事项以及你购买的精油所附的说明书等。

● 请不要将精油原液直接涂抹在皮肤上。如果不小心沾到，请立即用大量清水冲洗。

● 绝对不能饮用精油。不小心误饮，请立即用大量清水漱口，并立即前往医院就诊。

● 请不要让精油接触到眼睛。不小心接触到眼睛时，请用大量清水清洗，并前往医院就诊。

● 精油沾到家具，可能会引起变色或变质。不小心沾到时，请立即用纸巾等擦拭。

● 精油靠近火源，可能会引发火灾，请不要在火源附近使用精油。

● 请将精油保存在儿童与宠物触摸不到的地方。

● 请根据身体状况决定是否继续使用精油。

● 本书介绍了各种有利于心理和生理的精油以及使用方法，但是精油并非药物，不能替代药物使用。孕妇以及身体状况不佳的读者，请在使用精油前咨询医生。

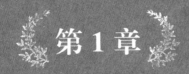

第1章

芳香疗法的基础知识

Aromatherapy : Basic Lecture

芳香疗法是指利用从芳香植物中萃取的纯净精油来辅助医疗工作的方法。

芳香疗法是经过怎样的发展而产生的?

精油如何抚慰我们的身心?

如何制作精油,如何使用精油?

在真正开始使用芳香疗法之前,

请先学习芳香疗法的基础知识!

Lesson 1

Aromatherapy Basic

什么是芳香疗法？

芳香疗法是利用植物芳香的疗法

芳香疗法的英文为"Aromatherapy"，是由表示"芳香"的单词"Aroma"和表示"疗法"的单词"Therapy"组合而成的新词，译为"芳香疗法"。芳香疗法使用的是以特别的方法从植物中萃取的芳香成分"精油"，利用精油来达到调节身心、缓解疼痛和炎症等目的。

我们应该都曾有过这样的经历：当闻到玫瑰的香气时，会产生幸福的感觉；当闻到柑橘类的香气时，会分泌更多唾液、增加食欲；当闻到薄荷的香气时，鼻子就会通畅无比。这些都是植物香味所带来的效果。即便没有用过精油，我们也体验过并知道香味舒缓身心的效果。

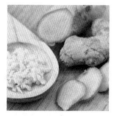

日本人代代相传的芳香疗法
● 身体寒冷时喝热姜汤
● 冬至时泡柚子浴取暖
● 将芦荟涂抹在伤口上
● 用苦茶油护发

精油，让我们的生活更加丰富、轻松

装在蓝色或棕色小瓶子里面的精油，有各式各样的使用方法。最普遍的是精油浴。在浴缸里滴上1～5滴精油，一边享受香味一边泡澡，这种方法能够让精油成分被皮肤吸收。也可以使用香薰机等专用的器具，让精油的香味在房间里扩散开来，或者在纸巾上滴1～2滴精油并放在身边。

只要身边有喜欢的精油，就能立刻开始进行芳疗。精油能让我们的日常生活变得更轻松，也更丰富多彩。

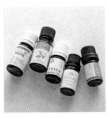

香薰：具体方法参考16～19页。
沐浴：具体方法参考20～22页。

芳香的力量，能够被运用在医疗上

芳香疗法能够调节心理和生理的平衡，因此在医疗上也能够发挥作用。现今，传染病和感染病患者日益减少，受生活习惯病和身心疾病所苦的人却越来越多。现代人所追求的不仅仅是通过药物来治疗疾病，还在于预防疾病，而且人们不再只满足于症状的缓解，更多的是期望心理和生理能达到整体的平衡。而芳香疗法和药用香草疗法等自然疗法是最能帮助人体达到这种平衡效果的。现代人已经开始实施将药品与自然疗法相结合进行治疗的综合疗法。芳香疗法的实施方法也在不断更新与发展，带给我们更美好的生活。

日本学者推出了大量关于精油的研究成果和论文
为了能够让芳香疗法的效果更上一层楼，使用最新技术来证明精油效能的化学分析也在不断进步。日本学者推出了大量关于精油的研究成果和论文等。

日本独有的精油芳疗正在普及

大约30年前，"芳香疗法"这个词开始进入日本。现在，有关芳香疗法的书籍大量出现，芳香疗法的爱好者日益增多，街上也随处可见各类精油的专卖店。

在日本，有大量日本特有的、具有绝佳功效的植物，从这些植物中萃取出的精油，通过各种方式被广泛应用于日本人的日常生活中。

日本特有的精油
日本特有的植物精油，包括乌樟精油、柳杉精油、丝柏精油以及冷杉精油等。将在本书第6章中详细介绍。

Lesson 2

芳香疗法与自然疗法的历史

阿育吠陀(生命科学)
在印度,传承千年的阿育吠陀对芳香疗法的发展产生了极大的影响。在印度最古老的诗歌集《梨俱吠陀》中就已记载了许多芳香植物在医疗上的运用。

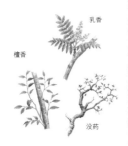

乳香

檀香

没药

《圣经》中的芳香植物
《圣经》中也有关于芳香植物的记载。《旧约》中,示巴女王赠送给以色列的所罗门王的礼物中,除了黄金和珠宝以外,还有乳香和檀香(白檀香)等。此外,《新约》中记载,东方三贤士在耶稣诞生的马厩,奉献了黄金的同时,也献上了乳香和没药。

中国的药物志
中国古代也有关于药用植物的记载,现存最古老的中药学著作《神农本草经》中,系统地记载和描述了多种植物的功效,总结了古代医家的用药经验。

公元前,古埃及利用植物来制作木乃伊

芳香疗法的起源,可以追溯到遥远的公元前。让我们一边学习芳香疗法的历史,一边了解人类与植物以及芳香疗法的关系。

众所周知,在公元前3000年,古埃及已开始以植物香料为防腐剂来制作木乃伊。

在公元前4世纪,古希腊人已经注意到花的气味能振奋精神或让人放松。被称为"医学之父"的古希腊医学家希波克拉底也曾在他的著作中提及许多植物的药用性能。

公元1世纪,关于植物学和医学的书籍大量出现

公元1世纪,随着植物学与医学的发展,大量相关书籍陆续出现。公元77年,博物学家老普林尼完成了其著作《博物志》。该著作是一套全37卷的大型自然学书籍,直到现在也极具阅读价值。公元78年,军医迪奥科里斯在其著作《药物论》中收录了约600种植物,并根据其药理功效进行整理分类。千百年间,该书广为流传。在公元1020年前后,阿拉伯哲学家、医学家伊本·西拿集罗马、希腊、阿拉伯医学之大成,著就了《医典》。该书直到17世纪,都被当作医学教科书使用。

此外,在中世纪的欧洲,以教会和修道院为中心的僧院医学普及,利用各种植物的自然疗法被实践并广泛运用。

"芳香疗法"这个新词汇开始流行

进入20世纪以后，法国化学家加德佛塞提出了"芳香疗法"一词。他在化学实验中遭遇事故被烧伤，治疗中使用了薰衣草精油，实际感受到了精油的神奇效果。这样的经历让身为化学家的加德佛塞开始研究精油，并在1937年编著了《芳香疗法》一书。以此为契机，"芳香疗法"这一说法逐渐流传开来。

第二次世界大战期间，法国的尚·瓦涅医生利用精油来治疗受伤的士兵们，令当时同行的医生和护士们受到了芳香疗法的启蒙。

芳香疗法传到亚洲

在当下的日本，芳香疗法的主流是利用植物油稀释后得到的精油进行按摩（护理）。这种疗法被称为"整体芳香疗法"。

最早开始实施这种疗法的是活跃在20世纪60年代的法国生物化学家玛格丽特·摩利，她于1961年出版了法文版的《青春的财富》，提出将芳香疗法应用于美容护理，并发明了一套按摩手法。该著作于1964年被译为英文，并在英国出版，对英国芳疗事业的发展产生了巨大的影响，其中的疗法得到了大量芳香治疗师的青睐。

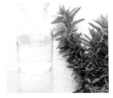

匈牙利水
匈牙利水，又称"匈牙利皇后水"。传说，14世纪前后，一位匈牙利皇后在晚年患上了手脚疼痛的疾病，当时的僧侣是皇后献上了以迷迭香等为原材料制成的匈牙利水，治好了皇后的疾病。

尚·瓦涅
在法国，精油内服以及用芳香疗法辅助药物治疗的方法已经十分普遍。这是以尚·瓦涅医生的理论为基础而发展起来的。

Lesson 3

Power of Essential oils

精油的人体之旅：
经由4种途径影响身心

利用电信号传递以及利用血液循
环传递
精油在人体内传递的途径可分为
利用电信号传递和利用血液循环
传递这两种。嗅觉器官是利用电
信号的传递来影响大脑，而呼吸
器官、皮肤和消化器官则是利用
血液循环将精油的有效成分传递
到全身。

精油对身心产生影响的4种途径

前文中，已经说明了芳香疗法是利用精油将身心引导至平
衡状态的一种疗法。那么，精油是如何对我们的身心产生影响的
呢？以下是其传递的4种途径。

●经由嗅觉器官传递到脑部

精油分子经鼻腔吸入后，会附着在鼻内深处的
黏膜上。精油分子接触到嗅细胞的纤毛，被转换
成电信号传递到大脑。

大脑边缘系统是掌控食欲、性欲等生存相关
的本能以及喜怒哀乐、恐惧等情绪，调节自主神经
及内分泌的系统，也是储存记忆的场所。

通过嗅觉感受到的香味，会刺激大
脑边缘系统，直接作用在生理以及心理
上，将身心调节到平衡状态。

●经由呼吸器官传递到全身

鼻腔吸入的精油成分，会被鼻腔
黏膜吸收进入血管。此外，经过咽
喉、气管、支气管到达肺部的成分，
则透过肺泡进入血管。这些进入血
管的成分，都会通过血液循环被运
送到全身并发挥效用。

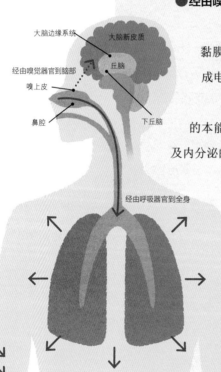

大脑边缘系统
大脑新皮质
丘脑
经由嗅觉器官到脑部
嗅上皮
鼻腔
下丘脑

经由呼吸器官到全身

经由皮肤到全身

●经由皮肤传递到全身

通常，一般物质是无法穿透皮肤的，不过精油的成分是非常小的分子，所以能够从皮肤渗透到体内。精油从皮肤渗透到体内之后，会进入血管和淋巴管，随着血液和淋巴液的循环运送到全身并发挥效用。

●经由消化器官传递到全身

通过口服，让食道、胃、小肠等消化器官的黏膜吸收精油，之后，精油会随着血液循环运送到全身并发挥效用。虽然经由消化器官传递与经由呼吸器官和皮肤吸收一样，都是通过血液循环将精油的有效成分运送到全身，但是内服时，大量的精油直接进入体内，可能会发生危险，所以绝对禁止自行判断服用。

嗅觉是属于原始本能并且具有特殊机能的感觉
人类拥有视、听、嗅、味、触这五种感觉。嗅觉是原始的并且具有特殊机能的感觉，能够不经过新皮质而直接传递到旧皮质。

⚠️
请不要饮用精油
口服精油这种方法，只有拥有丰富知识和经验的专家以及部分医生能够使用。未咨询医生，仅凭个人判断服用精油，是非常危险的行为。

Lesson 4

*Basic knowledge of
Essential oils*

精油从何而来？
基础知识不可不知

AEAJ
日本芳香环境协会（AEAJ）的
网站提供芳香疗法相关的各类
信息，可以在此了解到鉴定测
试以及资格认证的相关信息。

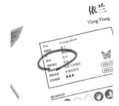

依兰
Ylang Ylang

分泌芳香物质的部分
依兰（参考35页）的甜蜜香味来
自于花朵，葡萄柚（参考40页）
的香味来自于果皮，胡椒薄荷
（参考53页）的清凉香味来自于
叶子……本书第3章介绍了植物
精油的萃取部位。

精油是从植物中萃取而来的

芳香疗法必不可少的精油到底是什么呢？

日本最大且认知度最高的开发芳香疗法的协会——日本芳香环境协会（以下简称"AEAJ"），将精油定义为"从花朵、叶子、果皮、树皮、植物根部、种子及树脂中萃取出来的芳香物质"。

精油的萃取部位，是由植物分泌芳香物质的腺体所在的位置决定的。

从同一种植物中萃取的精油，也会因为植物的生长地点不同，散发出不同的香味

植物是在自然界中生长的。有些植物虽然归属于同一科属，却可能因生长环境（气候、土壤）不同，而产生不同的成分，以至于从这些植物中萃取的精油也有所区别。同一种类的精油，其香味也可能会因原材料的产地或采摘年份不同而产生差异。

不同种类的精油之间有很大的价格差异，而同一种类的精油之间也会由于品种、品质、萃取率等不同而产生价格差异。即使有丰富的植物原料，若只能从中萃取少量的精油，那么这种精油的价格就会更加高昂；从不使用农药培育出来的纯天然植物中萃取出来的有机精油也会因为花费了大量的时间和劳动而变得昂贵。

所含有机化合物的差异正是精油的独特个性

精油中，薰衣草的香味令人放松，甜橙的香味令人产生食欲，迷迭香的香味令人头脑清醒。很多人都有这样的印象。这些精油作用的差异是因精油所含成分不同而造成的。第3章关于常用精油的介绍中，将为大家详细说明各种精油对我们的身心会产生怎样的影响。

植物在进行光合作用的过程中，会制造出各种有机化合物。精油是数十种乃至数百种有机化合物的集合，精油中的有机化合物可根据其构造和功效，分为几个群组。各种精油根据所含有机化合物群组的不同而发挥不同的功效。近年来针对有机化合物的科学分析正如火如荼地进行。

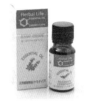

化学类型精油
特别容易受培育环境以及气候影响，而使精油成分产生明显差异的品种，被称为"化学类型精油"（参考90页）。

充分掌握香味的挥发性，有效进行调配

不同精油香味的挥发性（Volatility）和香味浓度（Blending Factor）不同。在香水业，人们用音乐上的音阶差异来表示芳香物质挥发性的差异：挥发性最强的归为"高音"；挥发性最弱、香味最持久的归为"低音"；中间则都属于"中音"的范围。香味浓度则可以用"1~10"来表示，数值越低，浓度越强；数值越高，浓度越弱。理解掌握这两者，对我们调配精油会有很大帮助。体验自己调配精油的乐趣，能够更有效地帮助我们加深对芳香疗法的理解。

挥发性与香味浓度
请参考76页中关于两者的详细介绍。第3章常用精油的介绍中，也给出了每款精油的挥发性与香味浓度的数据；88页的"挥发性与香味浓度一览表"也可供参考。希望你能亲自感受调配精油的乐趣。

Lesson 5

Manufacturing of Essential oils

精油是怎么制造出来的？萃取精油的5种方法

根据精油成分的特性，选择制造方法

精油是利用什么方法，从植物原料中提炼出来的呢？主要有以下5种方法，一般根据精油成分是否易溶于水，遇热是否会产生变化等特性来选择。

●水蒸气蒸馏法

利用水蒸气萃取芳香成分的制造方法。按照下列顺序进行。

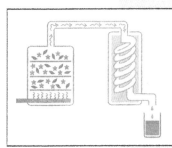

❶将植物原料放入蒸馏设备，利用下方产生的水蒸气，蒸馏出植物的芳香成分。

❷含有芳香成分的水蒸气集中在冷凝器中。

❸集中后的水蒸气经过冷却，变成由一层精油和一层纯露构成的液体。

❹分离精油并装入瓶中。

这种方法是最常见的精油制造方法，因为会接触热源与水蒸气，所以不适用于经不起这些萃取过程的植物。本书中介绍的大部分精油都可以利用这种方法制造。

●压榨法

从柑橘类果皮中萃取精油主要采用压榨的制造方法。以前是用手工压榨，现在则是利用机械滚筒压榨后再以离心法分离。因为不利用热能，所以芳香成分几乎不会发生变化。可以保留植物最原始的香味，是该方法的特征。不过，用该方法制造的精油容易变质。

可用水蒸气蒸馏法制造的精油

依兰精油、德国洋甘菊精油、罗马洋甘菊精油、快乐鼠尾草精油、丝柏精油、檀香精油、刺柏精油、马郁兰精油、天竺葵精油、茶树精油、橙花精油、广藿香精油、黑胡椒精油、乳香精油、岩兰草精油、胡椒薄荷精油、没药精油、柠檬香蜂草精油、尤加利精油、薰衣草精油、柠檬香茅精油、奥图玫瑰精油、迷迭香精油等。

纯露

利用水蒸气蒸馏法萃取精油时，与精油一起取得的液体就是纯露。它也被称为"水精油"。纯露中含有植物中的水溶性芳香成分，可以直接作为化妆水使用，或者作为手工自制化妆品的材料使用。

可用压榨法制造的精油

甜橙精油、葡萄柚精油、香柠檬精油、柠檬精油等。

● 挥发性有机溶剂萃取法

用挥发性有机溶剂溶解出芳香成分的方法。 按照下列顺序进行。

可用挥发性有机溶剂萃取法制造的精油
摩洛哥茉莉精油、安息香精油、玫瑰原液等。

> ❶ 将植物原料与挥发性有机溶剂（石油醚等）一起放入萃取设备中。
>
> ❷ 常温下，植物的蜡与芳香成分被溶解出来。
>
> ❸ 取出植物，让溶剂挥发后，留下含有芳香成分与蜡的半固态的"凝香体"。
>
> ❹ 利用酒精溶解出芳香成分，将蜡分离，去除酒精，最终获得芳香物质。

这样从花朵中取得的物质被称为"原液"（Absoulte）， 从树脂中取得的物质被称为"香料浸膏"（Resinoid）， 在香水制作中常被当成定香剂使用。

● 脂吸法

利用油脂吸附芳香成分的制造方法，是在挥发性有机溶剂萃取法发明之前采用的传统方法。该方法将花朵排列在常温固态的油脂（牛油、猪油等）上，分为让芳香成分吸附在油脂上的冷浸法（Enfleurage） 和使用加热后的油脂浸泡花朵等的温浸法（Maceration）。等油脂吸饱了芳香成分后，用酒精溶解出芳香成分。随后，去除酒精，最终得到的芳香物质被称为"原液"。

可用脂吸法制造的精油
以往该方法是萃取玫瑰精油和茉莉花精油等最常用的，但现在几乎不使用了。

● 超临界流体萃取法

超临界流体萃取法是一种新型萃取分离技术，因为需要昂贵的设备，所以并不是目前常用的精油制造方法。它利用超临界流体，即处于温度高于临界温度、压力高于临界压力的状态的流体作为萃取剂，从液体或固体中萃取出特定成分，以达到分离目的。将植物原料放入萃取设备后，流体会从植物中提取出芳香成分，之后再恢复流体压力，使流体汽化后留下芳香物质。通过这种方法取得的精油被称为"萃取精华"（Extract）。

精油选购小秘诀

挑选精油时，请务必先闻闻香味再加以选择。

 到专卖店购买

如果你去到日本，就不难发现精油在日本的各种商店甚至杂货店都可以买到。但请尽量在芳疗用品专卖店购买，那里不仅拥有更丰富多样的精油，而且几乎所有精油都有样品可以试闻。另外的好处在于，专卖店的员工大多拥有专业知识，可以提供专业的建议。当需要再次选购时，也可以通过专卖店的网络商店购买。

 挑选喜欢的香味是最重要的

虽然大家是为了满足各种各样的目的而购买精油，但选购精油时，最重要的是选择有自己喜欢的香味的精油。譬如想要购买帮助"快速入眠、安眠"的精油，可以从104页推荐的精油中挑选出有你喜欢的香味的品种。因为"书上说这种精油对○○有帮助"之类的理由而选择自己并不喜欢的产品是无法获得芳香疗法的最大效果的。唯有拥有让身心感觉到舒畅的芳香的精油，才是最合适的精油。

 需慎用的精油

精油能够对于帮助我们的身心状态变得更好，但是，其中也有部分需要根据身体状况慎用的精油。33页中将集中介绍这部分的内容，请务必确认后再使用。

 养成确认植物学名的习惯

精油的名称，根据出产国和品牌有不同的命名，购买的时候，请选择标有学名（世界通用的名称）的商品，确认后再购买。请参考第3章常用精油介绍中的学名。

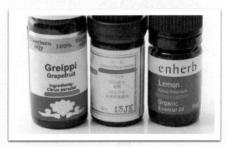

 装在小瓶子中的类似精油的产品必须特别注意

精油是从植物中萃取出来的100%天然物质，芳香疗法正是利用了这样的精油才能够获得相应的疗效。选购精油时，要选择瓶身上明确标示着"精油"（Essential oil）的商品，避免买到合成香料。

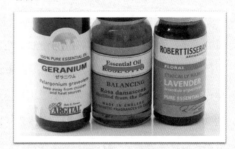

精油的最佳保存方法

采用正确的方法保存精油，才能够长久享受自然美好的香气，
确保精油质量。

---

 1 拧紧瓶盖

精油非常敏感，接触空气会加速精油成分的变
化。使用后，请立即拧紧瓶盖。

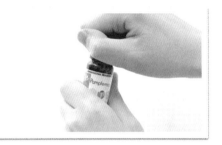

 3 安全起见，要将精油放在儿童和宠物都触摸不到的地方

为了避免儿童误饮以及宠物打碎瓶子等情况，
请将精油放置在儿童和宠物触摸不到的地方。

---

 4 确认包装上的使用期限

请遵守精油包装上标示的使用期限。一般开封后
的精油应于1年以内使用完毕，柑橘类精油比其
他精油更容易变质，所以请尽快使用完毕。即使
使用期限还没有到，精油也有可能氧化变质，若
是感到精油产生了变化，请立即停止使用。

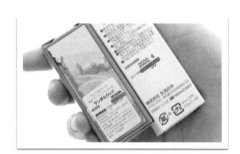

2 将精油存放在阴凉处，夏天要放置在冰箱里

不仅是接触空气，精油遇到高温、湿气和紫外线
等，也会加速氧化和挥发。请避开阳光直射、湿
气重以及靠近火源的地方，请将精油放在阴凉处
保存。夏天必须将精油放在冰箱里保存。

保存精油的专用工具

在芳疗用品专卖店，通常都能购买到保存
精油的专用箱包，可以善加利用。也有部
分实施芳香护理的芳疗师，会利用葡萄酒
柜来保存精油或植物油。

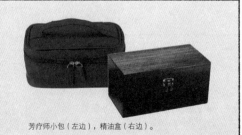

芳疗师小包（左边），精油盒（右边）。

使用精油的注意事项

精油虽然是大自然的馈赠，但如果使用方法错误，也可能带来危险。
开始使用前，请务必注意以下几点。

 不能直接涂抹在皮肤上，必须与植物油等基础油混合使用

精油虽然是安全的物质，但它的浓度太高，直接涂抹在皮肤上可能产生强烈的刺激。用来按摩的时候，需要混合植物油一起使用（参考81页）。用来自制化妆品时，也需要加入基本材料（参考144～145页）。如果沾到皮肤上，请立即用大量清水冲洗。

 绝对不能自行饮用，千万不要误饮

精油虽然也能口服，但这种方法只有拥有专业知识和丰富经验的专家才能实施，请千万不要自行实施。万一不小心误饮，请立即用大量清水漱口，并去医院接受检查。就医时，请携带误饮的精油的瓶子。

 不要让精油接触到眼睛

请不要让精油接触到眼睛。万一不小心接触到眼睛，也不要揉搓，请立即用大量清水清洗，并去医院接受检查。

 使用时请远离火源

精油可能引发火灾，使用时千万不要靠近火源。若在有火源的厨房使用精油，请多加注意。

 下列人员请慎重使用

<老年人·患病者>老年人或患病者体力衰退，体质变敏感，容易对精油产生不良反应。建议先从本书介绍用量的一半以下开始使用。
<儿童>与成人相比，儿童的体重轻，体力弱，所以3岁以下的幼儿，请不要通过香薰以外的方式使用精油。3岁以上儿童使用时，请从本书介绍用量的1/10开始使用，最多不要超过1/2。
<孕妇>怀孕期间容易变得对香味敏感，并产生不适。请特别注意不要使用不适合孕妇的精油（参考33页）。建议向值得信赖的芳疗师咨询后，再用精油进行护理。
如果对香味感到不适，或者身体出现异常状况，请立即停止使用。

 进行皮肤过敏测试

使用按摩精油或手工制作的化妆品之前，请进行皮肤过敏测试。在前臂内侧涂抹适量精油，等待24～48小时，并观察身体反应。当皮肤发生异常反应，请立即用大量流水冲洗，并停止使用该产品。

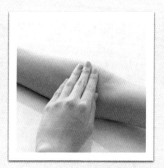

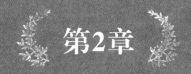

第2章

抛开烦恼，一起享受
芳疗的乐趣吧！

How to Enjoy Aromatherapy

在生活中享受芳疗的乐趣，

可以利用专用的香薰机将精油的香味扩散到房间，

也可以在泡澡的温水中加入精油或者混入植物油进行按摩，

使用精油的方法各式各样。

如果发现喜欢的精油，请立即采用适合自己的方法

开始芳疗吧。

打造轻松的氛围

AROMA DIFFUSE

精油香薰是将芳香成分扩散在空气中，让人在享受香味的同时调节身心的一种方法。可利用市售的香薰机，或者将精油滴在纸巾等随身物品上。请选择适合自己的方法来试试吧！

●利用蜡烛式香薰灯

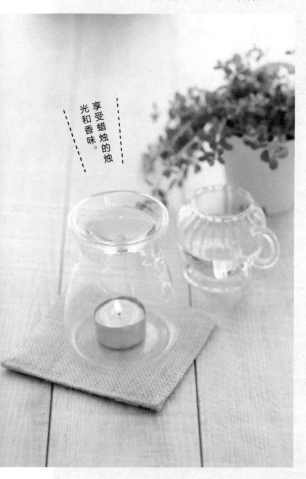

享受蜡烛的烛光和香味。

利用蜡烛燃烧的热量来加热精油，让香味扩散到空气中。蜡烛式香薰灯不仅能打造出浪漫气氛，提升放松效果也是一流。

使用方法　　　　　　　　　HOW TO USE

❶将水倒入加热器上面的盘子后，滴入1～5滴的精油。请根据房间大小以及香味浓度来调节精油滴数。

❷将蜡烛点着。

⚠注意

●请不要靠近易燃物品。

●请不要放在容易打翻的地方。

●避免空烧。

●使用蜡烛时要特别注意，离开时记得熄灭烛火。

●请在儿童与宠物触摸不到的地方使用。

●利用插电式香薰灯

利用电灯的热量加热精油，让香味扩散到空气中。因为不使用明火，所以可以安心使用，营造居家氛围。

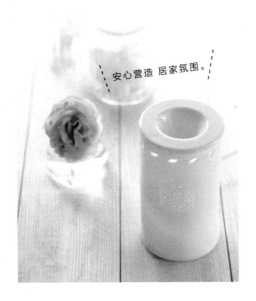

安心营造 居家氛围。

使用方法　　　　　　　　　HOW TO USE

❶往插电式香薰灯上面的盘子里滴入1～5滴精油。请根据房间大小和香味浓度，调节精油滴数。
❷打开电源。

⚠️注意

●请放在儿童与宠物触摸不到的地方使用。

●利用香薰机

 ADVICE

插电式香薰灯和香薰机的清理

香薰仪器中残留的精油，很难用普通的清洁剂清洗干净。清洗时，使用化妆棉沾酒精擦拭，就很容易清洗干净。

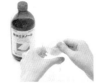

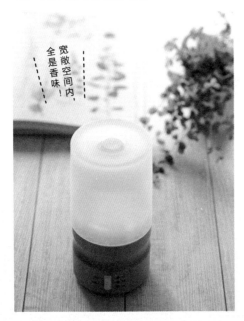

宽敞空间内，全是香味！

利用内部的风扇或超音波振动，让香味扩散到空气中。适用于宽敞空间。

使用方法　　　　　　　　　HOW TO USE

●产品不同，使用方法也会不同，使用时请务必遵照产品的使用说明。

● 利用纸巾

将精油滴在纸巾上。虽然只有靠得非常近时才能闻到香味，但是这个方法最为简便。利用深色且不容易看出精油痕迹的手帕也可以。

使用方法　　　　　　　　　HOW TO DO

● 在纸巾上滴1～2滴精油。

不论时间地点，
轻松享乐！

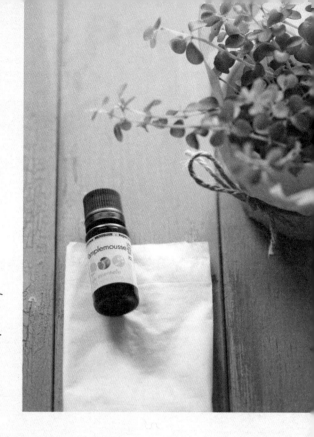

● 利用其他便携物品

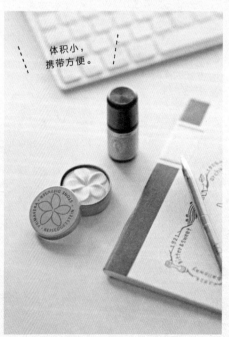

体积小，
携带方便。

将精油滴在木制或素陶制的便携物品上。可以放置在书桌或餐桌上，也可以随身携带，在办公或者出门旅行时享受芳香。

使用方法　　　　　　　　　HOW TO USE

● 在物品上滴1～2滴精油。

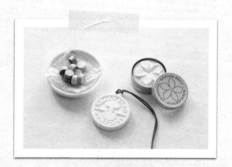

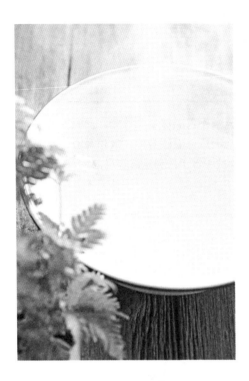

● 利用蒸汽

在大盘子或脸盆等容器中放入热水，滴入精油，享受与水蒸气一起扩散的香味。

使用方法　　　　　　　　　　HOW TO DO

❶ 准备一个大盘子或脸盆之类的容器，放入热水。请注意不要烫伤。

❷ 滴入 1～5 滴精油。请根据房间大小和香味浓度，调节精油滴数。

含有精油成分的蒸汽可以滋润皮肤和喉咙。

● 利用喷雾

在空气中喷洒精油喷雾，让香味扩散。精油喷雾的制作方法十分简单，大家可以参考164页的详细说明自己制作。建议每个房间使用不同香味的喷雾。

使用方法　　　　　　　　　　HOW TO USE

● 往空气中喷洒。请注意不要直接喷在皮肤上。

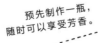

预先制作一瓶，随时可以享受芳香。

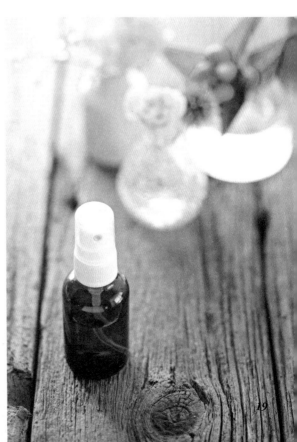

每天都能做的芳香浴

BATHING

把身体浸泡在混合了精油的温水里，不仅能够享受香味，而且能够将精油所含的成分从皮肤吸入体内。泡澡可以温暖身体，放松身心，与精油一起使用效果翻倍。大家也可以尝试一下手浴和足浴等局部浴。

●全身浴

将精油加在浴缸的温水中，浸泡到肩部。可以让身体变温暖，促进血液循环。

方法　　　　　　　　　　　HOW TO DO

❶浴缸中先放入温水，再滴入1～5滴精油，充分搅拌。请根据香味浓度，调节精油滴数。
❷浸泡到肩部。

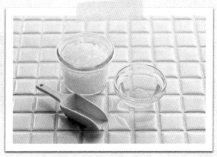

使用浴盐和沐浴油，可以增强发汗作用以及保湿作用。制作方法请参考150～151页。

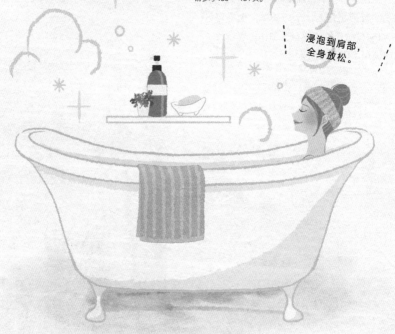

浸泡到肩部，
全身放松。

● 半身浴

在浴缸中放入约半缸温水，加入精油混合，浸泡到胸口。与全身浴相比，半身浴给身体带来的负担更小，可以浸泡更长时间。

方法   HOW TO DO

① 浴缸中放入温水，再滴入 1 ~ 3 滴精油，充分搅拌。请根据香味浓度，调节精油滴数。

② 大约浸泡到胸口的位置。为了避免上半身着凉，可以在肩膀上围一条干毛巾。

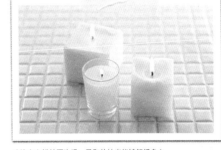

建议点上蜡烛再泡澡。柔和的烛光能够舒缓身心。

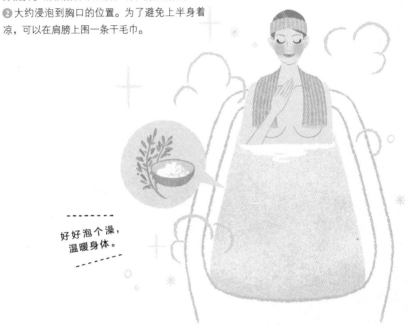

好好泡个澡，
温暖身体。

⚠ 芳香浴的注意事项

● 因为精油不溶于水，所以皮肤敏感者，建议使用浴盐（制作方法参考 150 页）或沐浴油（制作方法参考 151 页）。

● 皮肤敏感者，须酌情减少精油用量。

● 使用第 3 章介绍的标有"可能对皮肤产生刺激"的注意事项的精油时，请减少精油的用量。皮肤敏感者，请慎用这类精油。

● 儿童以及老人沐浴时的精油用量，请参考 14 页。

● 沐浴中如果感到皮肤刺痛，请立即冲洗。

21

第2章 抛开烦恼，一起享受芳疗的乐趣吧！

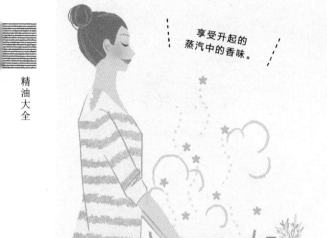

享受升起的
蒸汽中的香味。

● 手浴

手浴属于局部浴的一种，是将身体的一部分浸泡在混合了精油的温水中，温暖身体的方法。

因为这个方法很简单，所以我也推荐大家把它当成一种转换心情的方法。

方法　　　　　　　　　　　HOW TO DO

❶ 在脸盆等容器中放入温水，滴入 1 ~ 3 滴精油，充分搅拌。请根据香味浓度，调节精油滴数。
❷ 浸泡到双手手腕上方。

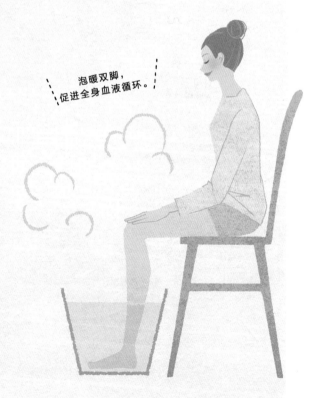

泡暖双脚，
促进全身血液循环。

● 足浴

局部浴中浸泡足部的方法称为足浴。身体末端的脚变得温暖，全身的血液循环就会变好。无法泡澡的时候，可以进行足浴温暖身体。该方法对于冻疮患者的护理也很有帮助。

方法　　　　　　　　　　　HOW TO DO

❶ 在水桶、浴盆等容器中放入温水，滴入 1 ~ 3 滴精油，充分搅拌。请根据香味浓度，调节精油滴数。
❷ 浸泡到小腿肚。

外出时的精油使用方法

善用一些小巧便利的物品，让精油也能够在外出时使用。精油让我们的生活变得更加舒适。

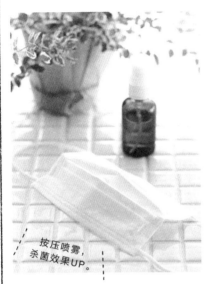

按压喷雾，
杀菌效果UP。

● 利用口罩喷雾

将茶树精油和尤加利精油等具有杀菌作用的精油制成喷雾，喷在口罩上，能够有效预防感冒等疾病。

制作方法　　　　　　　　　　HOW TO MAKE

● 喷雾瓶里放入酒精（2.5 ml），加入3～6滴精油，摇晃；再加入30 ml纯净水，再次摇晃均匀即完成。

使用方法　　　　　　　　　　HOW TO USE

● 在口罩外侧即不碰到鼻子的这一面，喷1～2次喷雾，等待5分钟左右再戴上。

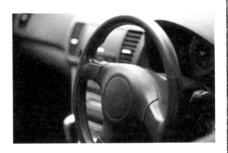

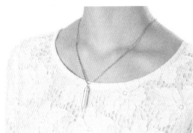

● 利用芳香吊坠

内部装有精油滤芯的吊坠，被体温加热后，会慢慢地飘出温和的香味。

使用方法　　　　　　　　　HOW TO USE

● 将2～3滴精油滴在吊坠内部的滤芯上，佩戴吊坠。详细方法参照产品说明书。

● 用于车内除臭

利用精油消除车子里面令人厌恶的味道。柑橘类的精油广受好评，容易晕车者建议使用薄荷精油。

使用方法　　　　　　　　　HOW TO USE

● 在纸巾或化妆棉上滴1～2滴精油，放在空调出风口处。

通过深呼吸进行的芳疗法 INHALING

　　有意识地吸入精油香气的方法。通过鼻腔和口腔吸入芳香成分，不仅对呼吸系统有好处，而且可以达到放松心情的效果。如果使用纸巾等小物件，那么在外出时也能轻松利用精油。

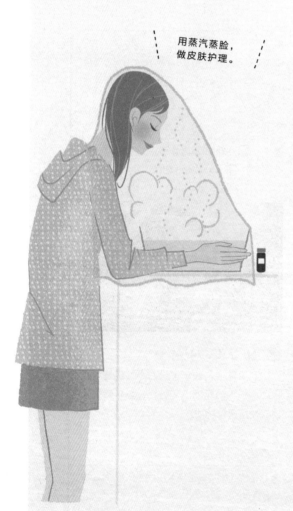

用蒸汽蒸脸，做皮肤护理。

● 利用脸盆

　　让蒸汽接触皮肤、鼻腔黏膜和口腔黏膜，达到护肤和保健的效果。

方法　　　　　　　　　　　　　　HOW TO DO

❶脸盆中放入热水，滴入1~3滴精油。请根据香味浓度，调节精油滴数。
❷脸部伸到热水上方约30 cm处，为了让蒸汽更集中，可以用浴巾遮住头部和脸盆。
❸闭上眼睛，用鼻子和嘴巴吸入蒸汽。持续时间约1分钟。

⚠注意

●不要离水面过近，避免烫伤。
●持续时间过长，会给身体带来负担。
●咳嗽及哮喘患者用此方法，可能会导致病情恶化，请不要使用。

●利用马克杯

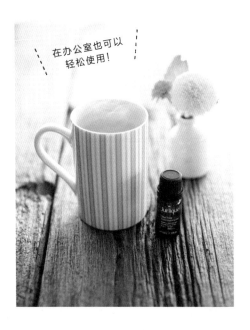

在办公室也可以
轻松使用！

比利用脸盆吸入精油更容易实施的方法是利用马克杯。在办公室等地想要放松时，推荐使用这种方法。

方法　　　　　　　　　　　　　　HOW TO DO

❶马克杯中放入热水，滴入1～3滴精油。请根据香味浓度，调节精油滴数。

❷将马克杯靠近脸部，通过鼻子以及嘴巴吸入蒸汽。

⚠注意

●请注意不要让自己和周围的人误饮。

●不要离杯子过近，避免烫伤。

●利用纸巾

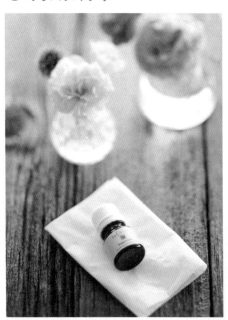

出门在外想要吸入精油时，纸巾非常好用。随身携带喜欢的精油，随时都可以使用。

方法　　　　　　　　　　　　　　HOW TO DO

❶在纸巾上滴1～3滴精油。请根据香味浓度，调节精油滴数。

❷将纸巾靠近脸部，通过鼻子以及嘴巴吸入香气。

出门在外
随时可以使用。

利用湿敷

在热水或冷水中混入精油，用浸泡在其中的毛巾湿敷，能够有效缓解疼痛和炎症等。一般来说，大多数急性损伤适用冷敷，而慢性损伤适用热敷。

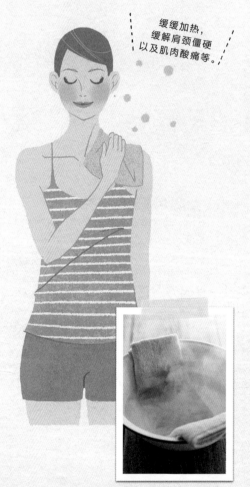

缓缓加热，缓解肩颈僵硬以及肌肉酸痛等。

参考第7章的处方，选择不同功效的精油来实施。建议在放松身心、缓解疲劳时使用热敷，在需要振奋精神时使用冷敷。

制作方法 　　　　　　　　　HOW TO MAKE

❶ 脸盆中放入热水或冷水，滴入1~3滴精油。
❷ 将毛巾好像捞取浮在热水或冷水上的精油一般浸入水中。请不要让毛巾的两端浸泡到水里。
❸ 拿着毛巾的两端，把水拧干。

使用方法 　　　　　　　　　HOW TO DO

●热敷 将湿毛巾敷在身上，盖上保鲜膜，再压上一块干毛巾，用来保持温度。感觉毛巾变冷时，请立即取走，或者重新制作。
●冷敷 将湿毛巾敷在身上，可以再放上保冷剂以保持温度。

⚠注意
●皮肤敏感者，请慎用第3章介绍的标有"可能对皮肤产生刺激"的注意事项的精油。

只浸泡毛巾的中间部分，拿着没有泡湿的两端拧干。

利用按摩

MASSAGE

将混入精油的植物油涂抹在身体上，并进行按摩的方法，也称为护理。因为该方法可以让人从鼻腔享受香味，从皮肤吸收精油成分，所以被认为是最能够获得芳香疗法效果的方法。

虽然自己按摩也可以得到相应的效果，但与家人或亲友互相按摩，可以提高放松效果。

方法 　　　　　　　　　　　　　HOW TO DO

●在附赠的《芳香疗法按摩手册》中详细说明。

⚠注意

●按摩时，请务必在精油中混入植物油，也可以使用市面上销售的按摩油。
●按摩前，请务必阅读《芳香疗法按摩手册》中的注意事项。

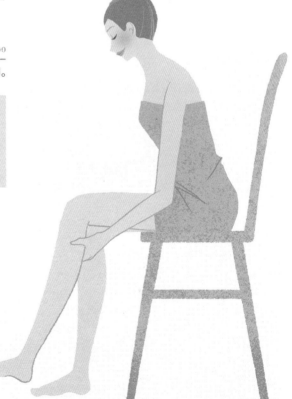

使用精油和植物油混合制成的按摩油来按摩。

🔲🏠♻ 其他使用方法 OTHER USES

享受芳香的方法，还有很多种。请尝试适合自己的方法，让生活变得更加丰富多彩。

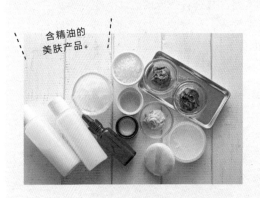

含精油的
美肤产品。

●用在手工化妆品上

精油可以用来自制化妆品。精油中也有具有滋润、紧致、柔润等功效的品种，对皮肤护理和头发护理等很有帮助。

● 150～162页中，将详细介绍手工化妆品的制作方法。

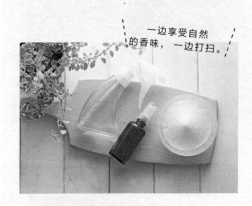

一边享受自然
的香味，一边打扫。

●用在生活用品上

精油中有具有杀菌作用的品种，也有具有除臭、除虫功效的品类，十分适合用在家务事上。在享受香味的同时做家务，应该会进行得更顺畅。与手工化妆品一样，生活用品也可以自己制作。

● 163～166页中，将详细介绍手工生活用品的制作方法。

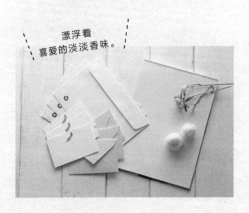

漂浮着
喜爱的淡淡香味。

●想增添芳香时

精油的舒适香味，也可以活用于提升好感度。譬如，将名片和信纸、信封等与含有1～2滴精油的化妆棉放在一起，递送时就会散发出美好的芳香。也可将含有精油的化妆棉放入收纳内衣或手帕的抽屉中。

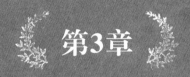

第3章

常用精油介绍

Profile of Essential oils

芳疗用品专卖店里，陈列着各式各样的精油。

本书挑选了30种日常生活中容易使用，并且十分有效的精油，

详细介绍其作用与使用方法。

请参考本章介绍，找到你最爱的那一种。

Classification of Aroma

精油的
七大类别

按照原材料及香味的不同，精油大致可划分为七个类别。你可以学习这部分的内容，了解自己喜爱的精油属于哪个类别，之后便可以此为依据挑选属于自己的精油。

初次学习调配两种以上精油时，使用同类别的精油比较容易成功。

Floral
花香类

属于女性的甜美华丽的香味

这类从花朵中萃取的精油，会散发出甜美华丽的香味。建议在想要营造优雅氛围或增强女人味的时候使用。虽然花香是美好的香味，但花香类精油的气味较浓烈，不同人对它的喜好有明显差异。

依兰

德国洋甘菊

罗马洋甘菊

摩洛哥茉莉

天竺葵

橙花

薰衣草

玫瑰原液

奥图玫瑰

......

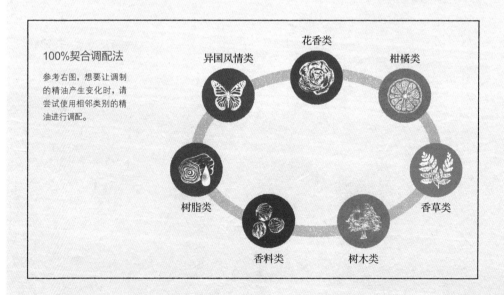

100%契合调配法

参考右图，想要让调制的精油产生变化时，请尝试使用相邻类别的精油进行调配。

异国风情类　花香类　柑橘类　香草类　树木类　香料类　树脂类

Citrus
柑橘类

每个人都熟悉的
清新的柑橘香

　　这类精油主要是从柑橘的果皮中萃取，其清新的香味让人精神振奋。柑橘类的香味是每个人都曾闻过的香味，人们对它的接受度也比较高。柑橘类精油是芳香疗法初学者也很容易掌握的。

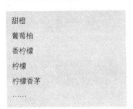

甜橙
葡萄柚
香柠檬
柠檬
柠檬香茅
……

Herbal
香草类

药草的香味
有助于缓解疲劳

　　这类精油的原材料主要是药草，其中也有很多被用于制作料理的香草，都是大家熟悉并且有亲切感的植物。想要提神醒脑时，香草类精油非常有效。

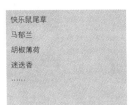

快乐鼠尾草
马郁兰
胡椒薄荷
迷迭香
……

Trees
树木类

令人感觉
好像身处森林

　　这类从树木中萃取的精油，会散发出树木般清爽的香味。树木类精油，也被称为木质类精油。非常适合在想要舒缓紧绷的情绪以及想要放松地沐浴时使用。

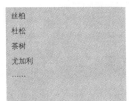

丝柏
杜松
茶树
尤加利
……

Exotic
异国风情类

每种香味
都有自己的个性

　　这类精油的香味都非常有个性，充满神秘感与异国风情。譬如檀香能让人联想到寺庙，能够有效缓和紧张情绪，平复心情。因为这类精油的香味极具个性，所以人们对这类精油的喜好差异会特别明显。

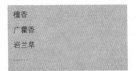

檀香
广藿香
岩兰草
……

Resin
树脂类

让人好想深呼吸

　　这一类从树脂中萃取的精油，令人想起树木的独特芳香，给人以稳重的印象。其香味也被称为大地的芳香。因为树脂类精油能够促使我们深呼吸，所以很适合想要稳定心情的时候。另外，大多数树脂类精油都具有护肤效果，这也是该类别的特征。

乳香
安息香
没药
……

Spice
香料类

提升身心的能量

　　这类精油具有辛辣的味道。其原材料还可以用来制造料理使用的辛香料。建议在想要打起精神，提升能量的时候使用。具有温暖身体的功效，也是香料类精油的特征。生姜精油、肉桂精油等就属于这个类别。

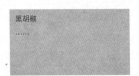

黑胡椒
……

精油的43种功效

精油对身心具有各式各样的功效。这里列举了精油的43种功效。

活血	抗病毒	止血	通经
强肝	抗忧郁	收敛	止臭
强健身体	抗炎症	净化	祛疤
祛除痰浊	振奋精神	促进消化	软化皮肤
祛风	祛风湿	增进食欲	帮助分娩
降血压	助性	醒脑	调节内分泌
提升血压	促进细胞生长	止汗	驱虫
收缩血管	助眠	镇痛	增强免疫力
排毒	杀菌	缓解痉挛	健胃
解热	镇静	激励	利尿
促进胆汁分泌	促进伤口愈合	强化子宫机能	

使用时必须特别注意的精油

正确使用精油，对我们的身心健康非常有帮助。但是请特别注意，根据身体状况，也有必须慎用的精油。

● 高血压患者慎用的精油
迷迭香

● 癫痫患者慎用的精油
迷迭香

● 儿童慎用的精油
胡椒薄荷 / 柠檬香茅 / 迷迭香

※ 3岁以下的幼儿，除了香薰以外，请勿使用精油。

● 月经期间慎用的精油
快乐鼠尾草 / 马郁兰 / 没药

● 怀孕期间慎用的精油
快乐鼠尾草 / 丝柏 / 摩洛哥茉莉 / 杜松 / 马郁兰 / 胡椒薄荷 / 没药 / 迷迭香

● 可能对皮肤产生刺激的精油
依兰 / 甜橙 / 摩洛哥茉莉 / 茶树 / 黑胡椒 / 胡椒薄荷 / 安息香 / 柠檬香蜂草 / 尤加利 / 柠檬 / 柠檬香茅

● 具有光敏性※，涂抹在皮肤上后，应尽量避免照射紫外线的精油
葡萄柚 / 香柠檬 / 柠檬

※ 光敏性是指会因紫外线产生不良反应，引起皮肤炎症的性质。柑橘类精油所含的香柑内脂，就是典型的光敏性物质。

● 此页只包含本章中介绍的精油。

● 不同体质的人，对精油的反应不同，这里列举的注意事项并不涵盖所有情况。

● 使用精油前，请务必阅读VIII页和14页。

植物的特征
介绍精油原料植物的特征及小故事。

挥发性
由快至慢，用高音、中音、低音来表示精油香味的挥发性。

香味浓度
用数字表示香味浓度。数字越小香味越浓，数字越大香味越淡。1是最浓的，本书中介绍的精油里，香味最淡的，数值是7。

调制精油的建议
将两种及两种以上精油进行调配时的建议。

契合度佳的精油
与该页介绍的精油契合度佳的精油。每个人对香味的喜好都不相同，此部分仅供参考。
※因为玫瑰原液和奥图玫瑰的香味相似，所以统一以"玫瑰"表示。

主要功能
精油的具有代表性的功能。

精油的作用
该页介绍的精油对我们的身心有什么作用，分心理、生理两个方面说明。

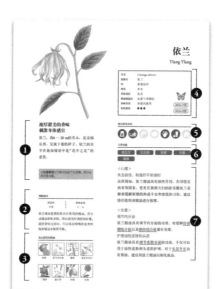

学名
世界通用的科学上的专门名称，前面是属名，后面是种名。市售精油的名称根据国家和品牌各不相同，购买时，请按商品标示的精油学名进行选择。

植物名
精油原料植物的名称。

科
精油原料植物在生物学分类上所属科的名称。

种类
精油原料植物的种类。

萃取部位
萃取精油的部位。

精油制造法
从原料植物中萃取精油的方法。详细说明见10～11页。

建议使用方法

香薰
参考16～19页

沐浴
参考20～22页

吸入
参考24～25页

湿敷
参考26页

按摩
参考27页

制作手工制化妆品
参考150～162页

家务用品
参考163～166页

花香类

柑橘类

香草类

树木类

异国风情类

树脂类

香料类

香味类型
根据精油香味的特征，分成7个类别。详细说明在30～31页。

价格基准
用◆的数量表示该精油的价格区间。

◆◇◇
2000日元以内(10 ml)

◆◆◇
2000日元～4000日元(10 ml)

◆◆◆
4000日元以上(10 ml)

AEAJ1级
通过AEAJ芳香疗法1级鉴定测试的精油

AEAJ2级
通过AEAJ芳香疗法2级鉴定测试的精油

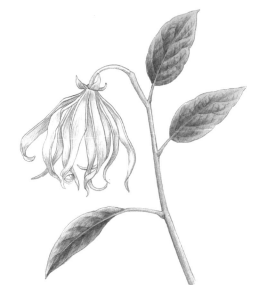

依兰
Ylang Ylang

学名	*Cananga odorata*
植物名	依兰
科	番荔枝科
种类	乔木
萃取部位	花朵
精油制造法	水蒸气蒸馏法
香味类型	异国风情类
价格基准	◆◆◆

AEAJ1级
AEAJ2级

浓厚甜美的香味
刺激身体感官

依兰，高6～20 m的乔木，花朵细长形，呈现下垂的样子。依兰的名字在他加禄语中是"花中之花"的意思。

<注意事项>可能对皮肤产生刺激，所以必须注意用量。

调配建议

挥发性	香味浓度
中音	2～4

依兰精油是调制香水时常用的精油。因为该精油香味浓郁，所以使用时请控制好量。感觉香味过浓时，可以添加柑橘类或者树脂类精油来取得平衡。

契合度佳的精油

甜橙　　罗马洋甘菊　　檀香　　摩洛哥茉莉

广藿香　　薰衣草　　柠檬　　玫瑰

建议使用方法

主要功能

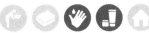

降血压　抗忧郁　助眠　杀菌
镇静

<心理>
失去自信，有强烈不安感时

众所周知，依兰精油具有助性作用。在印度尼西亚等国家，更有在新婚夫妇的卧室撒依兰花瓣来缓解新婚的焦虑不安和恐慌的习俗。建议情侣使用该精油进行按摩。

<生理>
调节内分泌

依兰精油具有调节内分泌的功效，对缓解经前期综合征以及绝经综合征都有效果。

护理油性皮肤和头皮

依兰精油具有调节皮脂分泌的功效，不仅可以用于油性皮肤和头皮的护理，对于头发生长也有帮助。建议用依兰精油自制化妆品。

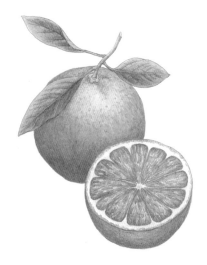

甜橙

Sweet Orange

学名	*Citrus sinensis*
植物名	甜橙
科	芸香科
种类	乔木
萃取部位	果皮
精油制造法	压榨法
香味类型	柑橘类
价格基准	◆◇◇

AEAJ1级

AEAJ2级

建议使用方法

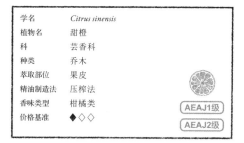

主要功能

健胃　抗忧郁　杀菌　促进消化
增进食欲　缓解痉挛　镇静　利尿

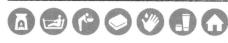

柑橘类的清新香味
缓和忧郁情绪

甜橙，高10 m左右的乔木。常用于萃取精油的柑橘属植物，除了这里介绍的甜橙，还有酸橙，它的花朵可以用来萃取橙花油，枝叶可以用来萃取苦橙叶精油。

<注意事项> 可能对皮肤产生刺激，所以必须注意用量。

调配建议

挥发性	香味浓度
高音	4

甜橙精油与柑橘类精油契合度佳，不过如果用于调配的全都是柑橘类精油，香味很快就会挥发，与挥发性为中音或低音的花香类精油调配，才能让香味持久。

契合度佳的精油

葡萄柚　　檀香　　天竺葵　　橙花

乳香　　香柠檬　　安息香　　玫瑰

<心理>

缓解紧张，感受幸福

甜橙精油能缓和紧张的情绪，让人放松，带来心理上的幸福感。适合在有长期心情忧郁，负面思考，身体倦怠没有精神等情况时使用。对于因为不安和烦恼而无法入睡的情况也有疗效。

<生理>

增进食欲，促进消化

甜橙精油对于消化器官，特别是胃部的保健很有效；可以增进食欲，促进消化，缓解饮食过量所造成的胃胀、消化不良。因为甜橙精油能够促进淋巴循环，所以也建议用于改善浮肿。

改善皮肤，促进血液循环

甜橙精油具有改善皮肤的功效，皮肤暗沉、干燥时可以使用甜橙精油。该精油常用于油性皮肤的护理，能有效缓解青春痘、粉刺、黑头以及脂肪粒等。

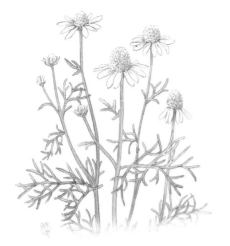

德国洋甘菊

German Chamomile

学名	*Matricaria recutita*
植物名	德国洋甘菊
科	菊科
种类	一年生草本
萃取部位	花朵
精油制造法	水蒸气蒸馏法
香味类型	花香类
价格基准	◆◆◆

 AEAJ1级

缓解炎症
以及过敏症状

德国洋甘菊，高20～60 cm的一年生草本植物，特征是下垂的白色花瓣。其花朵比罗马洋甘菊的花朵小。繁殖能力强，在欧洲，常常可以看见茂盛生长的德国洋甘菊。萃取出来的精油呈青色。

建议使用方法

  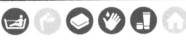

主要功能

抗炎症　助眠　缓解痉挛　镇静

镇痛　祛疤　增强免疫力　促进伤口愈合

＜生理＞

缓解瘙痒和疼痛

洋甘菊主要分为德国洋甘菊和罗马洋甘菊，这两个品种的形状以及对身心的作用都很相似。不过在芳疗中，前者大多用于身体的护理，后者大多用于心理的护理。洋甘菊含有大量抗过敏及抗组织胺成分，有缓解炎症和疼痛的功效，能够帮助缓解肌肉疼痛、头痛以及消化器官的炎症等。

处理皮肤干燥、红疹等问题

德国洋甘菊精油具有抑制瘙痒和炎症的功效，所以对于干燥、红疹、湿疹、荨麻疹、接触性皮肤炎等皮肤问题都很有疗效。容易皮肤干燥的冬季，可以使用德国洋甘菊精油来按摩身体。对于跌打损伤，可以将该精油与其他具有祛疤功效的精油混合，制作成乳液涂抹，促进伤口愈合，防止留疤。

调配建议

挥发性	香味浓度
中音	1～3

从花朵中萃取出来的德国洋甘菊精油，其香味与其说是甜美的花香，不如说是药草的香味。通过调配，香味产生变化，阈值更宽。

契合度佳的精油

快乐鼠尾草　葡萄柚　马郁兰　天竺葵

茶树　香柠檬　薰衣草　柠檬

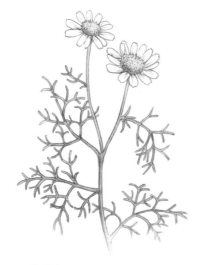

罗马洋甘菊

Roman Chamomile

学名	*Anthemis nobilis*
植物名	罗马洋甘菊
科	菊科
种类	多年生草本
萃取部位	花朵
精油制造法	水蒸气蒸馏法
香味类型	花香类
价格基准	◆◆◆

AEAJ1级

甜美优雅的香味
让情绪稳定

罗马洋甘菊有"地面上的苹果"之称，是高20～40 cm的多年生草本植物，盛开雏菊般的花朵。它也被称为"植物的医生"，据说可以治愈生长在其附近的植物的疾病。

建议使用方法

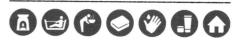

主要功能

抗忧郁　抗炎症　祛风湿　助眠
缓解痉挛　镇静　镇痛　通经

<心理>

缓解不安、紧张

罗马洋甘菊精油被称为"女性和儿童的精油"，能够有效放松心情，缓解不安、紧张、恐怖等，让人情绪稳定。对于癫痫发作的儿童也有安抚效果。

<生理>

缓解头痛、偏头痛

罗马洋甘菊精油具有缓解疼痛的功效，对缓解精神压力导致的偏头痛、头痛等很有帮助。另外，也常用于辅助治疗月经失调、经前期综合征、绝经综合征等女性特有的疾病。

缓解皮肤炎症

罗马洋甘菊精油能够有效缓解过敏症状，可用来辅助皮炎的治疗。蒸脸或将该精油与植物油混合涂抹在皮肤上，都很有效。罗马洋甘菊精油是一种作用温和的精油，也可以用于儿童及老年人的护理。

调配建议

挥发性	香味浓度
中音	1～3

罗马洋甘菊精油具有苹果般的香味，只用少量也非常香。建议与花香类精油搭配。

契合度佳的精油

依兰　葡萄柚　檀香　摩洛哥茉莉

天竺葵　薰衣草　柠檬　玫瑰

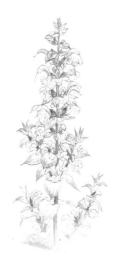

快乐鼠尾草

Clary Sage

学名	*Salvia sclarea*
植物名	快乐鼠尾草（鬼鼠尾草）
科	唇形科
种类	二年生草本
萃取部位	花朵和叶子
精油制造法	水蒸气蒸馏法
香味类型	香草类
价格基准	◆◆◇

AEAJ1级

调节内分泌，
带来幸福感

快乐鼠尾草，高50～60 cm的二年生草本植物。它直立的茎上，生长着心形的叶子，盛开着白色和淡紫色的可爱花朵。与烹饪使用的药用鼠尾草（*Salvia officinalis*）是不同种类的植物，使用时请不要混淆。

<注意事项>怀孕期间以及月经期间慎用。

调配建议

挥发性	香味浓度
高音 / 中音	2～4

快乐鼠尾草精油虽然是香草类精油，但是它的香味偏甜，给人温暖、安详的印象。因为它可以与大部分精油搭配，所以请在寻找自己喜好的精油的同时，享受调配的乐趣。

契合度佳的精油

依兰　　　罗马洋甘菊　葡萄柚　　杜松

马郁兰　　天竺葵　　薰衣草　　玫瑰

建议使用方法

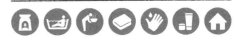

主要功能

抗炎症　助眠　镇痛　镇静

缓解痉挛　祛疤　增强免疫力　促进伤口愈合

<心理>

疗愈身心的快乐精油

快乐鼠尾草精油是能够让精神振奋、带来幸福感的快乐精油。在情绪低落、郁闷、压力过大的时候，快乐鼠尾草的温和香味能够帮助你疗愈身心。

<生理>

调节内分泌平衡，缓和症状

快乐鼠尾草精油是一种能够调节内分泌的精油，对月经失调、经前期综合征等有疗效。此外，据说快乐鼠尾草精油还有助于提高生育能力。该精油对缓解压力过大以及紧张造成的失眠和头痛也有效。

保养皮肤和头皮

快乐鼠尾草精油常用于油性皮肤的保养。另外，它也能护理油脂性头皮，减少头皮屑，促进毛发健康生长。自制洗发水、护发乳以及头皮护理油时，可以适量添加该精油。

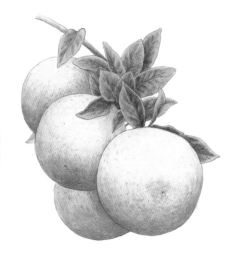

葡萄柚

Grapefruit

学名	*Citrus paradisi*
植物名	葡萄柚（西柚）
科	芸香科
种类	乔木
萃取部位	果皮
精油制造法	压榨法
香味类型	柑橘类
价格基准	◆◇◇

AEAJ1级

清爽的香味
让人重新振作

葡萄柚的名称源于它那像一串串葡萄一般的果实。葡萄柚原产于西印度群岛中的巴贝多岛，现在在巴西和美国等地均有生产。

<注意事项> 使用在皮肤上之后，请避免紫外线照射。

建议使用方法

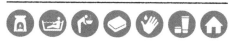

主要功能

强健身体	抗忧郁	振奋	杀菌
收敛	净化	增进食欲	利尿

<心理>

转换心情，提高专注力

建议在想要转换心情、提高专注力时使用。在因为压力过大而疲劳不堪、心情忧郁时，葡萄柚的香味能够让你放松心情。

<生理>

促进消化器官运作以及排毒

葡萄柚精油具有促进消化器官运作的功能，对于缓解由消化不良引起的便秘以及胃胀等十分有效。葡萄柚精油还具有利尿的功效，可以帮助体内累积的多余水分和毒素一起排出，建议使用于排毒按摩。

减少脂肪团

葡萄柚精油有促进淋巴循环的功效，按摩时使用，可以减少脂肪团。建议将该精油混合植物油制成按摩油或者身体用的磨砂膏。

调配建议

挥发性	香味浓度
高音	4

想要获得清爽的感受，请搭配香草类的精油；想要营造优雅的氛围，请搭配花香类的精油。

契合度佳的精油

依兰　　　丝柏　　　杜松　　　天竺葵

胡椒薄荷　尤加利　　薰衣草　　迷迭香

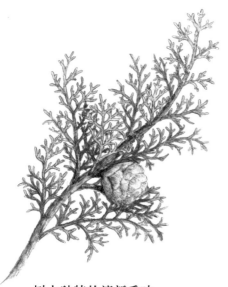

丝柏

Cypress

学名	*Cupressus sempervirens*
植物名	丝柏（系杉、细系杉）
科	柏科
种类	乔木
萃取部位	叶子和果实
精油制造法	水蒸气蒸馏法
香味类型	木质香
价格基准	◆◆◇

AEAJ1级

树木独特的清新香味
疏解内心的苦闷

丝柏，高20～30 m，树形呈细长的圆锥形，原产于地中海地区，常见于南欧的庭园、寺院以及墓地。精油从其针状的叶子和圆形果实中萃取。

<注意事项>怀孕期间慎用。

调配建议

挥发性	香味浓度
高音／中音	5～7

鲜明的木质香，令人舒畅。建议搭配清爽的柑橘类或香草类精油，以及有深度的树木类精油。

契合度佳的精油

甜橙　　德国洋甘菊　　杜松　　天竺葵

胡椒薄荷　　薰衣草　　柠檬　　迷迭香

建议使用方法

主要功能

收缩血管	祛风湿	止血	收敛
止汗	止臭	祛疤	利尿

<心理>
缓和急躁以及愤怒情绪，恢复冷静
据说，丝柏精油有将人从痛苦、后悔以及自责的念头中解放出来的作用。它能帮人缓和急躁情绪，恢复平常心和冷静，提高专注力。在我们的人生发生变化时，它能帮助我们接受变化，并且保持平稳的情绪。

<生理>
抑制过量出汗，对月经相关疾病的症状有效
丝柏精油具有抑制过量出汗的功能，对于紧张导致的大量出汗，以及绝经期盗汗都有疗效。对缓解月经过多、痛经以及经前期综合征的症状等有帮助。
护理油性皮肤
丝柏精油可以帮助大家很好地护理皮脂腺分泌活跃的油性皮肤，缓解青春痘。可以将它添加在化妆水里使用或者用来蒸脸。另外，在汗臭味严重时，可以将丝柏精油制成身体喷雾使用。

41

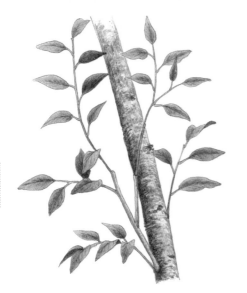

檀香

Sandalwood

学名	*Santalum album*（印度产），*Santalum spicatum*（澳洲产）
植物名	檀香（白檀）
科	檀香科
种类	乔木
萃取部位	芯材
精油制造法	水蒸气蒸馏法
香味类型	异国风情类
价格基准	◆◆◇

AEAJ1级

**具有异国风情的甜美香味
放松心情，稳定情绪**

印度檀香是半寄生性常绿小乔木，澳洲檀香是常绿乔木。虽然起源不同，但两者都是檀香科的植物。近年，前者的供应量减少，后者的流通量大为增加。

建议使用方法

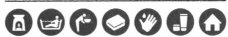

主要功能

祛除痰浊　抗忧郁　抗炎症　助眠
促进细胞生长　收敛　缓解痉挛　镇静

＜心理＞
安定情绪，引导我们的心灵
在亚洲国家，自古以来檀香精油经常被使用在举行宗教仪式以及进行冥想的时候。它具有绝佳的镇静功效，能够稳定情绪，缓解精神压力，使人安定。

＜生理＞
缓解呼吸器官的各种问题
檀香精油能够有效缓解咽喉疼痛、咳嗽、流鼻涕、鼻塞等症状。不仅如此，它还能够促进深呼吸，让人安眠。
保养干燥皮肤
檀香精油具有活化皮肤细胞和保湿的功效，特别适合用来保养干燥皮肤。它不仅可以用于按摩，也可以制作成乳液涂抹。

调配建议

挥发性	香味浓度
低音	4～6

该精油是一种很容易搭配的精油，建议在想要让香味带给人稳重感的时候使用。檀香精油是低音香，请注意不要过量添加。

契合度佳的精油

依兰　　甜橙　　葡萄柚　　天竺葵

广藿香　　乳香　　薰衣草　　玫瑰

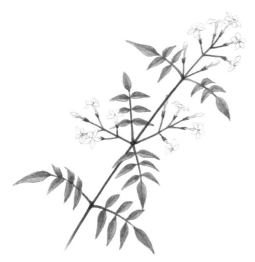

摩洛哥茉莉

Jasmine

学名	*Jasminum officinale*
植物名	摩洛哥茉莉
科	木樨科
种类	灌木
萃取部位	花朵
精油制造法	挥发性有机溶剂萃取法
香味类型	花香类
价格基准	◆ ◆ ◆

AEAJ1级

甜美的花香，让人恢复自信，让熟龄皮肤更美

摩洛哥茉莉，蔓生植物，开芬芳的白色花朵。在摩洛哥、埃及、意大利等地均有栽培。萃取摩洛哥精油需要使用大量的花朵，而且手续繁复，所以该精油价格昂贵。

<注意事项>怀孕期间慎用。可能对皮肤产生刺激，所以必须注意用量。

调配建议

挥发性	香味浓度
中音 / 低音	1

浓厚的甜美花香。因为香味强烈，所以只需要极少量就足够芳香。与柑橘类等轻快的精油（高音）契合度佳，香味更均衡。

契合度佳的精油

依兰　　甜橙　　葡萄柚　　檀香

天竺葵　广藿香　柠檬　　玫瑰

建议使用方法

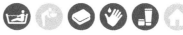

主要功能

抗忧郁　抗炎症　助眠　强化子宫机能

缓解痉挛　镇静　软化皮肤　帮助分娩

<心理>
愈疗疲惫的心灵，恢复元气

摩洛哥茉莉精油能够安抚疲惫心灵，让人克服消极情绪，恢复元气，精神焕发。

<生理>调节内分泌以及帮助分娩

摩洛哥茉莉精油具有绝佳的调节内分泌、缓解痛经的功效。它不仅具有助眠作用，还能够帮助男女双方解决关于性的问题。生产时使用摩洛哥精油可以帮助分娩，缓解疼痛，生产后使用则可以缓解产后忧郁。

保养皮肤

摩洛哥茉莉精油具有软化皮肤角质层的功效，建议用于熟龄皮肤的保养。感觉皮肤老化或者干燥时，也可以使用。该精油香味甜美，十分适合女性，能够让身心放松。建议用于手工自制化妆品中。

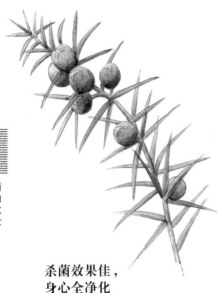

杜松
Juniper Berry

学名	*Juniperus communis*
植物名	杜松（西洋杜松）
科	柏科
种类	灌木
萃取部位	果实
精油制造法	水蒸气蒸馏法
香味类型	树木类
价格基准	◆◆◇

AEAJ1级
AEAJ2级

杀菌效果佳，身心全净化

杜松，叶子如同针一般尖锐，开黄色花朵，结小小的圆形果实。其杀菌效果卓越，据说早期的法国医院会通过敲打杜松树枝来净化空气。

<注意事项>怀孕期间慎用。

调配建议

挥发性	香味浓度
高音/中音	4

树木类的木质香味给人清爽的感觉，是男性接受度颇高的精油。与其他树木类的精油组合，可以感受到森林浴般的芳香。

契合度佳的精油

葡萄柚　丝柏　天竺葵　胡椒薄荷

香柠檬　尤加利　薰衣草　迷迭香

建议使用方法

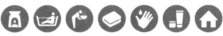

主要功能

杀菌　强健身体　健胃　排毒
利尿　收敛　祛风湿

<心理>
给人面对困难和争执的勇气
杜松精油是可以净化身心的精油，能帮人消除悲观、消极的情绪，使人积极向上。在面对困难和争执，感到头昏脑涨时，就可以使用杜松精油。

<生理>
排出体内多余水分，清清爽爽
杜松精油具有良好的排出体内多余水分的功效，在排毒、消浮肿等方面具有很高的利用价值。

保养油性皮肤、油性头皮
杜松精油能够有效护理油性皮肤及油性头皮。建议将适量杜松精油加入洗发水里，护理头皮。出现青春痘或粉刺时，可以将杜松精油加入热水中蒸脸。

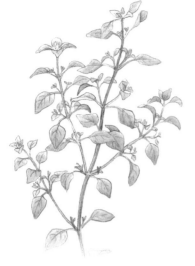

马郁兰

Sweet Marjoram

学名	*Origanum majorana*
植物名	马郁兰
科	唇形科
种类	灌木
萃取部位	叶子
精油制造法	水蒸气蒸馏法
香味类型	香草类
价格基准	◆◆◇

AEAJ1级

安定心神，改善血液循环

马郁兰，高50 cm左右的灌木，叶子呈椭圆形，开粉红色以及白色花朵。原产于地中海沿岸，适合在温暖地区栽培。用来萃取精油的马郁兰叶子，也经常作为烹饪用的香草使用。

<注意事项>怀孕期间以及月经期间慎用。

调配建议

| 挥发性 | 香味浓度 |
| 中音 | 3 ~ 4 |

建议与香草类及树木类精油搭配，充分呈现清爽感觉。所有柑橘类精油与马郁兰精油搭配都很和谐，特别是甜橙精油和柠檬精油。

契合度佳的精油

甜橙　　　茶树　　　黑胡椒　　　胡椒薄荷

尤加利　　薰衣草　　柠檬　　　迷迭香

建议使用方法

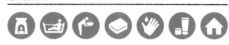

主要功能

镇痛　　缓解痉挛　　降血压　　杀菌

通经　　促进伤口愈合　　镇静

<心理>

舒缓情绪，使人放松

马郁兰精油是能够舒缓情绪的精油。它能够化解精神上的压力与紧张，也能够让过度兴奋的大脑平静下来，使人放松。在急躁无法专注以及过于紧张的时候，都可以使用。

<生理>

缓解肌肉僵硬酸痛

马郁兰精油具有缓解痉挛、镇静以及镇痛等功效，对于缓解肌肉僵硬酸痛十分有效，也能够对风湿、关节炎、神经痛等起到缓解作用。该精油还能够促进血液循环，在感冒初期可以用来辅助药物治疗；发冷和咳嗽时，可以多用马郁兰精油按摩促进康复；气色不佳时，也可以将其混合植物油进行按摩。另外，该精油也具有促进伤口愈合的作用，对受伤后的护理很有帮助。

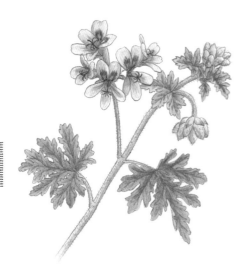

天竺葵
Geranium

学名	*Pelargonium hortorum*
植物名	天竺葵
科	牻牛儿苗科
种类	多年生草本
萃取部位	叶子
精油制造法	水蒸气蒸馏法
香味类型	花香类
价格基准	◆◆◇

AEAJ1级
AEAJ2级

心理和生理的"平衡器"，调节皮脂分泌

天竺葵，高60～100 cm的多年生草本植物，叶子呈锯齿状，开粉红色小花。在19世纪，以香水之都闻名的法国小镇格拉斯，开始栽培作为香料使用的天竺葵。

调配建议

挥发性	香味浓度
中音	3

天竺葵精油与花香类、香草类、柑橘类精油均可搭配，其香味的变化幅度大。天竺葵精油可以让人轻松享受调配精油的乐趣，希望大家都能试试看。

契合度佳的精油

甜橙　　德国洋甘菊　葡萄柚　　乳香

胡椒薄荷　薰衣草　　玫瑰　　迷迭香

建议使用方法

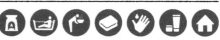

主要功能

强健身体　抗忧郁　抗炎症　促进细胞生长
杀菌　　收敛　　镇痛　　调节内分泌

＜心理＞
安定情绪

众所周知，天竺葵精油具有促进身心平衡的功效。对于焦躁、消沉、愤怒、忧郁等情绪，该精油能够起到安定的作用。

＜生理＞
缓解激素失调引起的不适症状

天竺葵精油具有优秀的调节激素的功效，对于月经失调、经前期综合征、绝经综合征等女性特有的疾病有缓解效果。此外，它还有改善淋巴循环，促进新陈代谢的功效。

调节皮脂分泌

天竺葵精油具有较强的调节皮肤皮脂分泌的功效，能够有效护理油性皮肤和干性皮肤，因此经常作为生产护肤品以及护发用品的原材料使用。此外，其杀菌效果佳，对足癣的照顾也有帮助。

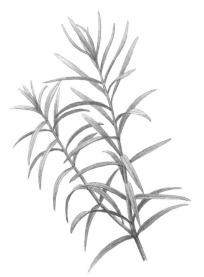

茶树
Tea Tree

学名	*Melaleuca alternifolia*
植物名	茶树（澳洲茶树）
科	桃金娘科
种类	灌木
萃取部位	叶子
精油制造法	水蒸气蒸馏法
香味类型	树木类
价格基准	◆◇◇

AEAJ1级
AEAJ2级

杀菌效果佳，
让心情恢复平静

用来萃取茶树精油的茶树，是叶形细长如针状的灌木，原产于澳洲，当地居民将其作为药物使用。人工栽培的茶树高2 m左右，而野外生长的茶树可以长到7 m左右。

<注意事项> 可能对皮肤产生刺激，所以必须注意用量。

建议使用方法

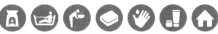

主要功能

抗病毒　祛除痰油　强健身体　杀菌
镇静　祛疤　增强免疫力

<心理>
转换心情，提高专注力

在想要平复情绪或转换心情的时候，使用茶树精油可以获得很好的效果。尤其是在你面临重要的工作、考试，却感到头脑迟钝、无法专注的时候，适量的茶树精油可以帮助你更快地镇静下来。

<生理>
杀菌消毒，预防感冒

茶树精油具有杀菌消毒，提高免疫力的功效，可以缓解过敏症状以及呼吸道感染导致的鼻塞、流鼻涕等症状。在流行性感冒盛行的季节，可以用茶树精油做芳香浴或按摩来预防感冒。

缓解青春痘及足癣

茶树精油对青春痘、烧烫伤、金钱癣、足癣等都有缓解效果。建议用茶树精油做芳香浴，或者将其与植物油混合，然后涂抹在皮肤上。

调配建议

挥发性	香味浓度
高音	3～5

茶树精油的香味鲜明且强烈，建议与薄荷及尤加利等同样香味鲜明的精油调配，这样调制出的精油深受男性喜爱。

契合度佳的精油

德国洋甘菊　马郁兰　天竺葵　胡椒薄荷

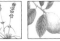

尤加利　薰衣草　柠檬　迷迭香

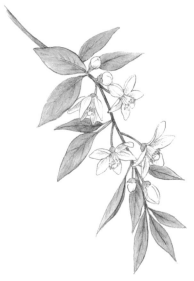

橙花

Neroli

学名	*Citrus aurantium*
植物名	橙花
科	芸香科
种类	草本植物
萃取部位	花朵
精油制造法	水蒸气蒸馏法
香味类型	花香类
价格基准	◆◆◆

AEAJ1级

疗愈心灵，
让人充满正面能量

萃取橙花油的酸橙树高10 m左右，开白色的美丽花朵，橙花油就是从这花朵中制造出来的。橙花的英文名Neroli来源于17世纪末意大利的内若利（Neroli）公爵夫人，她非常喜爱橙花的香味。

调配建议

挥发性	香味浓度
高音 / 中音	1 ～ 2

橙花精油散发着花朵的温柔香味，其中还夹杂着一丝淡淡的苦味。它与多数精油都契合，不过与低音的精油搭配，平衡度更佳。

契合度佳的精油

依兰　　甜橙　　葡萄柚　　檀香

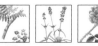

天竺葵　　乳香　　薰衣草　　玫瑰

建议使用方法

主要功能

助眠	促进细胞生长	抗忧郁	抗炎症
缓解痉挛	镇静	软化皮肤	杀菌

＜心理＞

缓解负面情绪，帮助正向思考

忧郁、无法抑制兴奋与愤怒、感到恐惧、深受打击时，使用橙花精油能够疗愈心灵。此外，在考试或面试时，使用橙花精油能让人更加自信。

＜生理＞

缓解精神压力造成的不适症状

橙花精油具有卓越的放松效果，不仅对压力性肠胃炎等有缓解效果，还能够帮助缓解由精神压力导致的睡眠障碍、头痛、性欲减退等不适症状。

促进细胞生长，护理熟龄皮肤

橙花精油具有促进细胞生长和软化皮肤角质层等功效，非常适合用来护理皮肤，特别建议用于熟龄皮肤的护理。此外，橙花精油对于预防妊娠纹和淡化疤痕等都有效果。

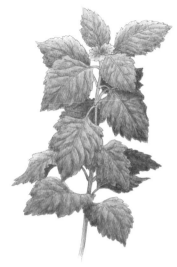

广藿香
Patchouli

学名	*Pogostemon cablin*
植物名	广藿香
科	唇形科
种类	多年生草本
萃取部位	叶子
精油制造法	水蒸气蒸馏法
香味类型	异国风情类
价格基准	◆◇◇

AEAJ1级

让心情更舒畅，有效抑制食欲

广藿香，高90 cm左右的多年生草本植物，有着鸡蛋形状的大叶子。主要产地在印度尼西亚和印度等亚洲国家。广藿香的叶子会散发强烈香味，有驱虫作用，因此在其产地，人们常将广藿香的叶子放入衣物中作为防虫剂使用。

调配建议

挥发性	香味浓度
低音	3～5

广藿香精油是一种非常有个性的精油，但是通过调配，它的香味会产生变化。广藿香精油是一种很容易搭配的精油，调配精油时，添加广藿香能够让香味变得稳重。

契合度佳的精油

依兰　　甜橙　　天竺葵　　橙花

黑胡椒　　乳香　　香柠檬　　玫瑰

建议使用方法

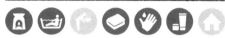

主要功能

抗炎症　助眠　促进细胞生长　杀菌
祛疤　镇静　收敛

＜心理＞

过度兴奋时的"镇静剂"

广藿香精油能够缓解紧张以及不安，舒缓精神压力，稳定情绪。适用于过度兴奋所导致的情绪激动、过于执着以及妄想不断的情况。

＜生理＞

减肥中想要抑制食欲的时候使用

广藿香精油是非常有名的可以抑制食欲的精油。如果你正在减肥，需要限制饮食，或者因为压力过大而有食欲过剩等烦恼，请闻闻广藿香精油。此外，该精油还能够促进淋巴循环，消除浮肿。

紧致皮肤以及改善粗糙皮肤

广藿香精油能够有效护理熟龄皮肤。它具有促进细胞生长和淡化疤痕的功效，对于粗糙的皮肤，以及松弛的皮肤都有改善效果。建议大家将该精油做成乳液，非常好用。

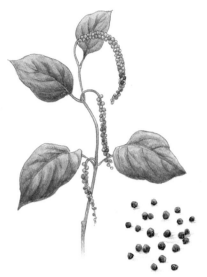

黑胡椒

Black Pepper

学名	*Piper nigrum*
植物名	黑胡椒（胡椒）
科	胡椒科
种类	灌木
萃取部位	果实
精油制造法	水蒸气蒸馏法
香味类型	香料类
价格基准	◆◆◇

AEAJ1级

温暖身心，
激发前进的力量

黑胡椒，高4 m左右的蔓生灌木，结出的小果实会随着生长由绿色变为红褐色。精油从果实中萃取。黑胡椒在中世纪的欧洲是非常昂贵的物品，随着大航海时代的贸易而扩展普及。

<注意事项> 可能对皮肤产生刺激，所以必须注意用量。

调配建议

挥发性	香味浓度
高音 / 中音	2～4

黑胡椒精油与多数精油契合，比想象中好用。调配其他精油时添加少许黑胡椒精油可以让香味更浓烈。

契合度佳的精油

依兰　　甜橙　　葡萄柚　　檀香

天竺葵　　乳香　　薰衣草　　玫瑰

建议使用方法

    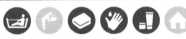

主要功能

抗忧郁　抗炎症　助眠　促进细胞生长
杀菌　增进食欲　镇静　软化皮肤

<心理>

振奋精神，激发前进的力量

黑胡椒精油是温暖身心的精油，能够激发我们的力量，让我们朝着新的目标奋进。

<生理>

增进食欲，缓解怕冷及肌肉疼痛等问题

黑胡椒精油具有增进食欲的功效，还能缓解消化不良、腹胀、便秘、恶心等问题。该精油能够让血液循环变好，所以手脚冰冷者可以用它来进行足浴或者手浴。此外，黑胡椒精油也能够帮助缓解肌肉疼痛以及肩颈僵硬。

缓解寒冷造成的皮肤粗糙及冻疮等

黑胡椒精油对寒冷造成的皮肤粗糙、皲裂以及冻疮等有缓解的效果。除了用来做手浴、足浴，也可以混合植物油涂抹在患处。

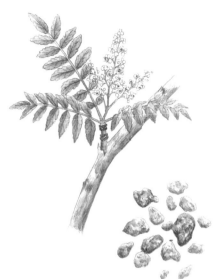

乳香

Frankincense (Olibanum)

学名	*Boswellia carterii*
植物名	乳香（乳香树）
科	橄榄科
种类	灌木
萃取部位	树脂
精油制造法	水蒸气蒸馏法
香味类型	树脂类
价格基准	◆ ◆ ◇

AEAJ1级

缓解呼吸系统疾病，促进深呼吸

乳香，原产于中东的灌木，作为耶稣诞生时，东方三博士赠送的礼物之一而闻名。切开树皮，会流出乳白色的树脂，精油从该树脂中萃取。乳香的名称便来自这乳白色的树脂。

建议使用方法

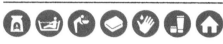

主要功能

抗忧郁　强健身体　祛除痰浊　抗炎症
促进伤口愈合　镇静　祛疤　促进细胞生长

<心理>

放松身心，平稳情绪

乳香精油能够促进深呼吸，让人放松，平复情绪。感到压力过大、紧张、孤独、寂寞、不安，以及想要缓和愤怒时，使用乳香精油有助于放松身心，恢复平静。

<生理>

缓解呼吸系统疾病，提高免疫力

乳香精油在放松横膈膜促进深呼吸的同时，能够帮助缓解鼻塞、流鼻涕、咽喉疼痛、咳嗽以及气喘等症状。用乳香精油按摩对于缓解肌肉疲劳、关节炎以及风湿也很有效。

改善皱纹以及皮肤松弛，抗衰老

乳香精油能够促进细胞生长、祛疤以及促进伤口愈合，具有很多有利于皮肤的功效，能够帮助皮肤保持弹性，改善皱纹以及皮肤松弛，适合用来保养熟龄皮肤。也建议用来预防妊娠纹。

调配建议

挥发性	香味浓度
中音 / 低音	3 ～ 5

令人感觉清爽且安详的香味，根据挥发性归属于中音或低音。请务必留意，乳香精油并不是人见人爱的。

契合度佳的精油

甜橙　　快乐鼠尾草　葡萄柚　　天竺葵

橙花　　薰衣草　　柠檬　　玫瑰

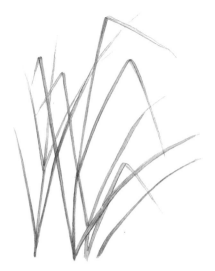

岩兰草

Vetiver

学名	*Vetiveria zizanioides*
植物名	岩兰草
科	禾本科
种类	多年生草本
萃取部位	根部
精油制造法	水蒸气蒸馏法
香味类型	异国风情类
价格基准	◆◆◇

 AEAJ1级

香气强烈，有助于皮肤护理

岩兰草，能够生长到2～3 m的多年生草本植物。细细长长的叶子茂密丛生，但几乎没有香味；根部伸展到地下深处，有芳香，岩兰草精油便是从根部萃取的。在亚洲，岩兰草常用于制作扇子、卷帘以及草席等生活用品。

建议使用方法

    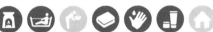

主要功能

强健身体　镇静　祛风　杀菌
促进伤口愈合　缓解痉挛

＜心理＞

稳定情绪——静寂的精油

岩兰草精油具有绝佳的镇静功效，能够使人情绪稳定，因此被称为"静寂的精油"。兴奋过度、愤怒、紧张以及忧郁的时候，使用岩兰草精油能够更好地恢复平静。另外，岩兰草精油对于失眠也有帮助。

＜生理＞

缓解精神压力造成的不适症状，消除疲劳

对于精神压力造成的各种不适症状有缓解效果，岩兰草精油还具有消除疲劳，提升身体机能的功效；杀菌作用强，对于念珠菌等造成的问题有缓解效果。

油性皮肤的护理

岩兰草精油适合用来护理油性皮肤，对青春痘、粉刺等皮肤问题都有很好的缓解效果。能够与天竺葵、薰衣草等精油调配，制成化妆品使用。

调配建议

挥发性	香味浓度
低音	1～3

岩兰草精油会散发泥土般的气味。因为它气味强烈，是低音的精油，所以请注意用量。该精油与轻快的柑橘类精油、柔和的花香类精油等都很契合。

契合度佳的精油

依兰　甜橙　檀香　天竺葵

尤加利　薰衣草　柠檬　玫瑰

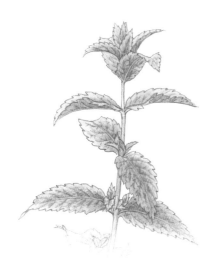

胡椒薄荷

Peppermint

学名	*Mentha piperita*
植物名	胡椒薄荷（辣薄荷）
科	唇形科
种类	多年生草本
萃取部位	叶子
精油制造法	水蒸气蒸馏法
香味类型	香草类
价格基准	◆ ◆ ◇

AEAJ1级
AEAJ2级

充满清凉感的香味
令人心情舒畅

胡椒薄荷，高70～80 cm的多年生草本植物，其特征是生长迅速，繁殖能力强。胡椒薄荷是由绿薄荷（*Mentha spicata*）与水薄荷（*Mentha aquatica*）杂交而成的品种。

<注意事项>孕妇以及儿童慎用。可能对皮肤产生刺激，所以必须注意用量。

调配建议

挥发性	香味浓度
高音 / 中音	1

香味鲜明且有清凉感。少量精油就能够产生浓郁的香味，所以必须注意用量。胡椒薄荷精油的香味是大家熟悉的，初学者也能够完全没有抗拒感地使用。

契合度佳的精油

葡萄柚　马郁兰　天竺葵　茶树

尤加利　薰衣草　柠檬　迷迭香

建议使用方法

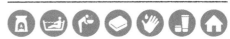

主要功能

祛除痰浊　　祛风　　解热　　健胃
促进胆汁分泌　醒脑　　驱虫　　镇痛

<心理>

恢复精神，赶走睡意

建议在失去元气，或者睡意来袭想要恢复精神的时候使用，清爽的香味会刺激大脑，让头脑清醒。但是要注意，过量使用可能会导致失眠。

<生理>

改善呼吸系统、消化系统

消化不良时，胡椒薄荷精油是首选。它对于便秘、腹泻、腹胀等有缓解效果，也能够帮助抑制晕车晕船、宿醉等导致的恶心呕吐。对于鼻塞、流鼻涕、咽喉疼痛、过敏等问题，以及牙痛、头痛等疼痛也能够有效缓解。

日晒后的护理

胡椒薄荷精油能够帮助护理日晒后的皮肤以及发炎的皮肤。日晒后建议使用由胡椒薄荷精油与薰衣草精油调制成的身体喷雾。因为蚊虫厌恶胡椒薄荷的香味，所以也可以将胡椒薄荷精油用来制作驱虫喷雾。

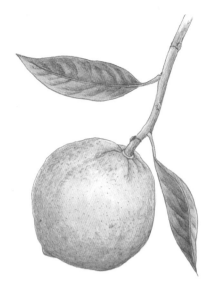

香柠檬

Bergamot

学名	*Citrus bergamia*
植物名	香柠檬
科	芸香科
种类	乔木
萃取部位	果皮
精油制造法	压榨法
香味类型	柑橘类
价格基准	◆◇◇

AEAJ1级

天然的抗忧郁药，具有甜美的柑橘香味

香柠檬是会绽开白色花朵和结出果实的乔木。果皮常被用来给茶叶添加香味。

<注意事项> 使用在皮肤上之后，请避免照射紫外线。

建议使用方法

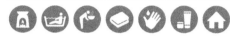

主要功能

祛风	抗忧郁	杀菌	促进消化
缓解痉挛	镇静	镇痛	祛疤

<心理>

利用镇静作用保持心理平衡

香柠檬精油是被称为"天然抗忧郁药"的精油。在情绪低落或没有自信时使用，有放松心情，缓解兴奋和紧张的功效。

<生理>

缓解消化系统问题，特别是食欲不振

与其他柑橘类精油相同，香柠檬精油能够帮助改善消化系统。它对于缓解消化不良、腹胀等问题，特别是食欲不振非常有效。对于精神上的压力所造成的肠胃不适也有缓解效果。

青春痘以及粉刺的护理

香柠檬精油能够有效缓解青春痘、粉刺以及湿疹，护理油性皮肤。该精油也适合用于防臭，在容易出汗的季节，可以制成身体喷雾使用。

调配建议

挥发性	香味浓度
高音	4 ~ 6

香柠檬精油在柑橘类精油中是香味较柔和的，男女老少都喜欢。搭配花香类或树脂类精油，可以调配出令人感觉温暖的香味。

契合度佳的精油

依兰　　甜橙　　快乐鼠尾草　　丝柏

檀香　　天竺葵　　安息香　　薰衣草

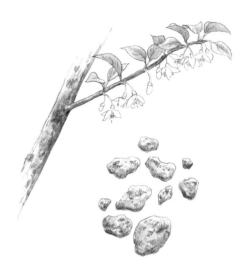

安息香
Benzoin

学名	*Styrax benzoin* （苏门答腊安息香）， *Styrax tokinensis* （越南安息香）
植物名	安息香
科	安息香科
种类	乔木
萃取部位	树脂
精油制造法	挥发性有机溶液萃取法
香味类型	树脂类
价格基准	◆◆◇

AEAJ1级

完美的香草，
让心情安定，缓解压力

安息香，生长在热带雨林中，高9 m左右的乔木。切割树皮，会流出黄赤色的树脂，精油从该树脂中萃取。树脂被认为是树木感应到伤口后为了保护自身而产生的物质。

<注意事项>可能对皮肤产生刺激，所以必须注意用量。

调配建议

挥发性	香味浓度
低音	2 ～ 4

搭配柑橘类精油可以调配出轻松的香味，与花香类精油组合则甜美度倍增。搭配甜橙精油可以调配出甜橙巧克力般的香味。

契合度佳的精油

依兰　　甜橙　　天竺葵　　广藿香

乳香　　香柠檬　　柠檬　　玫瑰

建议使用方法

    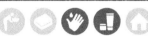

主要功能

杀菌　抗炎症　祛除痰浊　祛风

镇静　愈合伤口

<心理>
抚慰悲伤孤独的心灵

从安息香这个名称也可以看出，这是一种使人安心的精油，温柔地抚慰被悲伤、寂寞、孤独感等侵袭的心灵。此外，它能够缓解紧张、不安等，让人感觉轻松舒缓。请在疲惫不堪的时候使用该精油。

<生理>
改善呼吸器官

众所周知，安息香精油具有缓解呼吸器官不适的功效，能够缓解咽喉疼痛、咳嗽以及多痰等，让呼吸稳定。此外，它还能够有效缓解支气管炎、哮喘、慢性副鼻窦炎等。

粗糙皮肤的护理

安息香精油有缓解皮肤粗糙和干燥的功能，特别建议在皮肤开裂、皲裂、有冻疮的时候使用。可以使用于手浴或者足浴，也可以制成乳液涂抹。

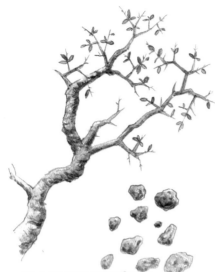

没药

Myrrh

学名	*Commiphora myrrha*
植物名	没药树
科	橄榄科
种类	灌木
萃取部位	树脂
精油制造法	水蒸气蒸馏法
香味类型	树脂类
价格基准	◆◆◇◇

AEAJ1级

适合冥想时使用的精油，具有镇静、净化效果

没药，生长在干燥土壤，高2～3 m的带刺灌木。精油萃取其自红褐色的树脂。因为它具有绝佳的杀菌以及消毒功效，所以古埃及人时常使用它来制作木乃伊。

<注意事项>怀孕期间以及月经期间慎用。

建议使用方法

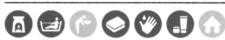

主要功能

抗炎症　祛除痰浊　祛风湿　强健身体

镇痛　促进伤口愈合　收敛　镇静

<心理>

稳定情绪，适合冥想时使用

没药精油能够缓解不安、紧张、恐怖、悲伤等情绪，抚慰受伤的心灵，是让情绪稳定的"镇静精油"。情绪浮躁时，使用没药精油让人能更加平静。该精油也具有让精神更敏锐的效果，冥想时使用，效果尤佳。

<生理>

缓解呼吸器官的不适

没药精油对于缓解支气管炎、流鼻涕、鼻塞、多痰、咽喉疼痛以及咳嗽等有效果。对于缓解关节炎以及风湿等也有帮助。

绝佳的杀菌功效，常用于治疗伤口

没药精油具有绝佳的杀菌消毒，治疗创伤，以及消除炎症的功效，对缓解皮肤皲裂、淡化妊娠纹也有帮助。

调配建议

挥发性	香味浓度
低音	1～3

除了同属树脂类的精油以外，没药精油也能够与异国风情类以及花香类精油契合。因为它香味鲜明，所以使用前请先确认能否接受其香味。

契合度佳的精油

依兰　　檀香　　天竺葵　　广藿香

乳香　　安息香　　薰衣草　　迷迭香

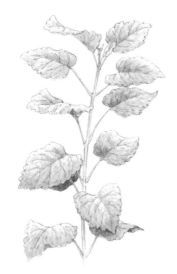

柠檬香蜂草

Melissa (Lemon Balm)

学名	*Melissa officinalis*
植物名	柠檬香蜂草
科	唇形科
种类	多年生草本
萃取部位	叶子
精油制造法	水蒸气蒸馏法
香味类型	柑橘类
价格基准	◆◆◆

AEAJ1级

使人联想到柠檬的香味，缓解压力过大造成的不适

柠檬香蜂草，高60 cm左右的多年生草本植物，夏天绽开白色及黄色花朵。用手揉搓边缘呈锯齿状的叶子，它会散发出类似柠檬的香味。柠檬香蜂草是蜜蜂喜爱的植物，"Melissa"在希腊语中就是蜜蜂的意思。

<注意事项>可能对皮肤产生刺激，所以必须注意用量。

调配建议

挥发性	香味浓度
中音	1

香味强烈，请从少量开始添加。建议与花香类精油等香味温和的精油或乳香精油等香味稳重的精油一起调配。

契合度佳的精油

罗马洋甘菊　天竺葵　橙花　乳香

玫瑰

建议使用方法

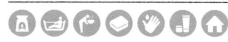

主要功能

降血压	祛风	强健身体	健胃
驱虫	镇静	杀菌	抗忧郁

<心理>

"双重功效"让人镇静和开朗

柠檬香蜂草精油能够治愈因压力过大所造成的元气丧失。受到打击以及感到惊恐时，使用该精油能够让情绪镇静。该精油还具有让人开朗的功效，在我们情绪低落时，引导我们保持心理平衡。

<生理>

缓解压力过大造成的不适

柠檬香蜂草精油能缓解大部分由压力过大造成的不适。它还具有健胃作用，建议在消化不良、胃胀的时候使用。该精油对于一些妇科疾病的治疗也有帮助。此外，柠檬香蜂草精油还具有降血压的功效。

护理油性皮肤、头皮以及头发

柠檬香蜂草精油具有调节皮脂分泌的功效，适合护理油性皮肤、头皮以及头发。它还具有驱虫效果，可以制成身体喷雾使用。

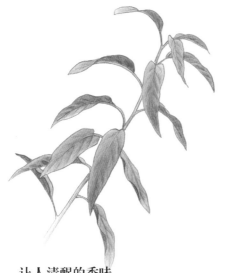

尤加利

Eucalyptus

学名	*Eucalyptus globulus*
植物名	尤加利（桉树）
科	桃金娘科
种类	乔木
萃取部位	叶子
精油制造法	水蒸气蒸馏法
香味类型	木质香
价格基准	◆◇◇

AEAJ1级

AEAJ2级

让人清醒的香味
充满能量

尤加利，能够生长到100 m以上的乔木，繁殖能力强。除了蓝胶尤加利（*Eucalyptus globulus*）以外，还有柠檬尤加利（*Eucalyptus citriodora*）、澳洲尤加利（*Eucalyptus radiata*）等品种。从不同品种的尤加利中萃取的精油，其功效略有差异。

建议使用方法

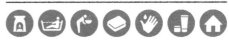

主要功能

活血　　祛除痰浊　　杀菌　　抗病毒

驱虫　　醒脑　　镇痛　　增强免疫力

＜心理＞

清醒头脑，提高干劲

尤加利精油有着类似薄荷的鲜明香味，十分清爽。头昏脑涨、身体倦怠的时候，使用该精油能够赶走睡意，让头脑清醒，提高干劲和专注力。

＜生理＞

预防普通感冒以及流行性感冒

尤加利精油对于普通感冒以及过敏导致的流鼻涕、鼻塞均有缓解的效果，也能够缓解咳嗽以及咽喉疼痛。该精油具有杀菌、抗病毒、增强免疫力的功效，在普通感冒以及流行性感冒高发的季节，可以用它来预防。此外，尤加利精油还能够缓解头痛、偏头痛。

伤口护理，防臭

尤加利精油能够缓解炎症、治疗创伤，具有杀菌作用，能够有效护理伤口，也建议使用于青春痘的护理。它还具有驱蚊作用，可以制作成身体喷雾使用。

调配建议

挥发性	香味浓度
高音	2～5

尤加利精油的香味非常鲜明爽朗。搭配香草类精油可以调配出给人清爽印象的香味，与依兰精油搭配能够让依兰精油浓厚的甜味不再令人在意。

契合度佳的精油

依兰　　杜松　　马郁兰　　天竺葵

乳香　　薰衣草　　柠檬　　迷迭香

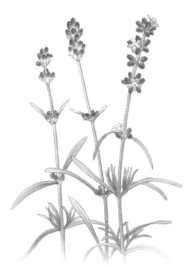

薰衣草

Lavender

学名	*Lavandula angustifolia*
植物名	薰衣草
科	唇形科
种类	灌木
萃取部位	花朵和叶子
精油制造法	水蒸气蒸馏法
香味类型	花香类
价格基准	◆◆◇

AEAJ1级

AEAJ2级

芳香疗法最基本的精油，对心理和生理都有益

薰衣草，高1 m左右的灌木，夏初绽开浅紫色或紫色的花朵。除了这里介绍的薰衣草（*Lavandula angustifolia*），宽叶薰衣草（*Lavandula latifolia*）及醒目薰衣草（*Lavandula hybrida*）等品种也被用在芳香疗法中。

建议使用方法

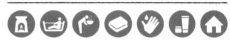

主要功能

杀菌　　抗忧郁　　促进细胞生长　　抗炎症

镇痛　　缓解痉挛　　促进伤口愈合　　镇静

〈心理〉

放松效果好，对治疗失眠也有帮助

建议将薰衣草精油作为最初实践芳疗的首选。该精油的通用性很强，从儿童到老人都可以安心使用。它的放松效果强，可以缓解愤怒以及焦躁，对治疗失眠也有帮助。

〈生理〉

舒缓疼痛、预防感冒

薰衣草精油能够调节自主神经平衡，缓解精神压力造成的各种症状；具有镇痛功效，对于头痛、偏头痛、痛经等有缓解效果，也能够用于预防感冒。

可直接涂抹在皮肤上

通常，严禁将精油直接涂抹在皮肤上，只有薰衣草精油例外。该精油含有丰富的护肤成分。对于切割伤、轻度烧烫伤、青春痘等，可以直接用少量薰衣草精油原液涂抹。

调配建议

挥发性	香味浓度
中音	5～7

薰衣草精油散发着温柔而清爽的芳香，受到人们的广泛喜爱，但是出乎意料的是，有时调配后薰衣草精油的香味会过于强势。请注意用量。

契合度佳的精油

依兰　　葡萄柚　　天竺葵　　茶树

橙花　　胡椒薄荷　　玫瑰　　迷迭香

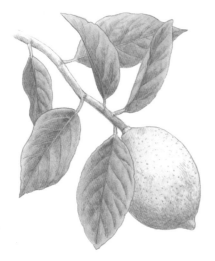

柠檬

Lemon

学名	*Citrus limon*
植物名	柠檬
科	芸香科
种类	乔木
萃取部位	果皮
精油制造法	压榨法
香味类型	柑橘类
价格基准	◆◇◇

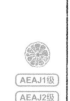

AEAJ1级

AEAJ2级

让思维活跃的
清新香味

柠檬，高7 m左右的乔木，开着有美好香味的白色小花。柠檬是每个人都知道并且喜欢的水果，常被当作生产食品、饮料、化妆品、日常用品等的材料使用。

<注意事项>可能对皮肤产生刺激，请务必注意用量。使用在皮肤上之后，请避免照射紫外线。

建议使用方法

  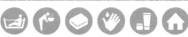

主要功能

抗忧郁	健胃	解热	强肝
杀菌	利尿	收敛	祛风湿

<心理>
让生活充满元气

柠檬精油具有让思维更活跃的作用，能够有效提高专注力、记忆力以及干劲，让人更有活力，元气满满。

<生理>
缓解胃部不适，舒缓肌肉疲劳

柠檬精油是肝脏和胆囊的"强化剂"。能够有效缓解胃胀以及消化不良，改善高血压，对于流行性感冒等传染性疾病也能够发挥预防效果。此外，它还能够舒缓肌肉疲劳，建议在运动前或运动后使用柠檬精油按摩。

护理油性皮肤以及指甲

柠檬精油具有收敛功效，非常适合用来护理油性皮肤以及有青春痘的皮肤。对于长青春痘的人，特别推荐用蒸脸的方法使用柠檬精油。该精油也能够养护指甲，所以可以与植物油混合，制成指甲油使用。

调配建议

挥发性	香味浓度
高音	4

柠檬精油的香味是男女老少都喜爱的香味，能够搭配任何精油，建议初学者使用。

契合度佳的精油

依兰　　甜橙　　天竺葵　　乳香

胡椒薄荷　尤加利　薰衣草　迷迭香

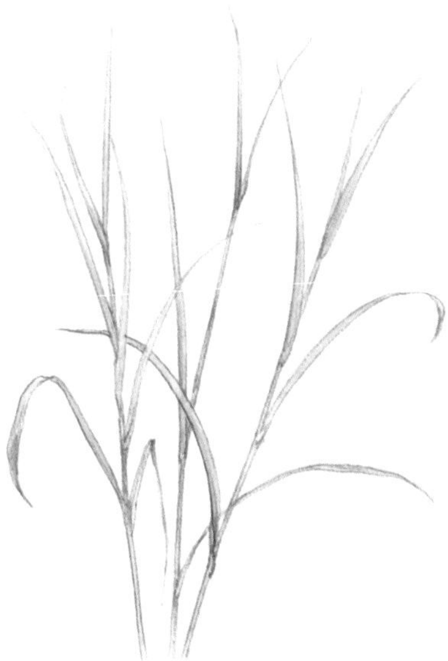

柠檬香茅

Lemongrass

学名	*Cymbopogon flexuosus*（东印度型柠檬香茅），*Cymbopogon citratus*（西印度型柠檬香茅）
植物名	柠檬香茅（柠檬草）
科	禾本科
种类	多年生草本
萃取部位	叶子
精油制造法	水蒸气蒸馏法
香味类型	柑橘类
价格基准	◆◇◇

AEAJ1级

缓解疼痛，增加能量

柠檬香茅，栽培在热带及亚热带地区，高1.5 m左右的多年生草本植物。叶子散发类似柠檬的香味。西印度型柠檬香茅和东印度型柠檬香茅的学名不同，成分也略有差异。

<注意事项>儿童慎用。可能对皮肤产生刺激，请务必注意用量。

调配建议

挥发性	香味浓度
高音 / 中音 / 低音	1

柠檬香茅精油的香味非常强烈，请少量使用。虽然它与广藿香、黑胡椒以及岩兰草等有着个性化香味的精油契合度佳，但是一起调配时取用的量一定要比其他精油少。

契合度佳的精油

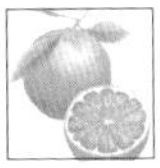
甜橙

天竺葵

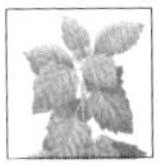
广藿香

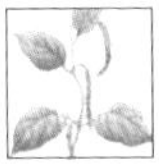
黑胡椒

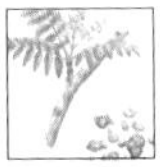
乳香

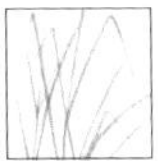
岩兰草

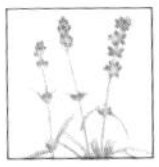
薰衣草

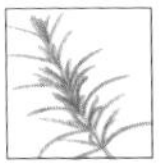
迷迭香

建议使用方法

主要功能

杀菌　抗忧郁　强健身体　促进消化　镇痛　驱虫　镇静

<心理>

因为疲劳失去元气，难以专注的时候

柠檬香茅精油适用于因为疲劳而呆滞，缺乏专注力的情况。在情绪低落的时候，使用该精油，能恢复元气、增加能量。无法摆脱过去的心理阴影的时候，也可以利用该精油。

<生理>

促进消化，缓解肌肉的僵硬酸痛

柠檬香茅精油具有出色的帮助消化的功效，能够有效缓解压力过大造成的食欲不振、胃痛等症状。此外，它对于紧张造成的肌肉僵硬酸痛，以及血液循环不良造成的头痛、偏头痛等也能发挥缓解作用。

缓解青春痘、足癣，防蚊虫

柠檬香茅精油能够调节皮脂分泌，具有杀菌消毒的功效，能够有效护理油性皮肤，缓解青春痘以及足癣等。蚊虫厌恶柠檬香茅的香味，因此将该精油做成身体喷雾以及房间喷雾使用，可以有效防蚊驱虫。

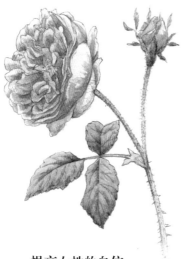

玫瑰原液

Rose Absolute

学名	*Rosa centifolia*（百叶玫瑰），*Rosa damascena*（大马士革玫瑰）
植物名	百叶玫瑰，大马士革玫瑰
科	蔷薇科
种类	灌木
萃取部位	花朵
精油制造法	挥发性有机溶剂萃取法
香味类型	花香类
价格基准	◆◆◆

AEAJ1级

提高女性的自信，缓解绝经综合征

玫瑰原液是采用挥发性有机溶剂萃取法从主要出产于欧洲的百叶玫瑰（*Rosa centifolia*）以及大马士革玫瑰（*Rosa damascena*）的花朵中萃取出的精油。据说百叶玫瑰，是因为花朵好像高丽菜一般重重叠叠而得名的。

建议使用方法

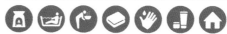

主要功能

抗忧郁	抗炎症	助眠	降血压
强化子宫机能	缓解痉挛	镇静	祛疤

＜心理＞

保持心理平衡，制造幸福的氛围

玫瑰原液是能够制造幸福氛围的精油，虽然价格昂贵，却值得拥有。它能够安抚心灵，帮助保持心理平衡，也能够增加女人味，建议在丧失自信的时候使用。

＜生理＞

解决女性特有的问题，缓解绝经综合征

玫瑰原液对于所有女性特有的问题都有疗效，具有协调女性内分泌平衡，强化子宫机能的功效。能够帮助缓解经前期综合征、月经失调、绝经综合征等。

保养所有类型和年龄的皮肤

玫瑰原液能够调节女性内分泌，使皮肤保持良好状态，有效保养所有类型和年龄的皮肤。非常建议用它来护理粗糙皮肤以及长青春痘的皮肤。一边享受华丽的香味，一边护肤，能够让心情更愉快。

调配建议

挥发性	香味浓度
高音／中音／低音	1

玫瑰原液的香味非常浓厚华丽，所以要特别注意控制用量。

契合度佳的精油

檀香　摩洛哥茉莉　天竺葵　橙花

广藿香　乳香　薰衣草　柠檬

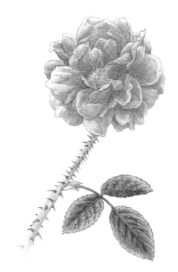

奥图玫瑰

Rose Otto

学名	*Rosa damascena*
植物名	大马士革玫瑰（突厥蔷薇）
科	蔷薇科
种类	灌木
萃取部位	花朵
精油制造法	水蒸气蒸馏法
香味类型	花香类
价格基准	◆◆◆

AEAJ1级

护理皮肤，平衡激素

大马士革玫瑰，高2 m左右的灌木。利用水蒸气蒸馏法从大马士革玫瑰的花朵中萃取出来的奥图玫瑰精油，比利用挥发性有机溶剂萃取法从同样多的大马士革玫瑰中萃取出来的玫瑰原液更少，所以它非常珍贵且价格昂贵。

建议使用方法

     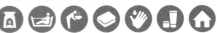

主要功能

抗炎症　降血压　助眠　抗忧郁

祛疤　缓解痉挛　强化子宫机能　镇静

＜心理＞

提升女性魅力

奥图玫瑰精油是缓解压力与紧张，使人产生幸福感的精油。在情绪低落时，它的温柔花香能够疗愈心灵。此外，奥图玫瑰精油还可以增加女性魅力。

＜生理＞

缓解内分泌紊乱引起的不适症状

奥图玫瑰精油与玫瑰原液相同，对于所有的女性特有问题都有疗效。可以缓解因激素紊乱所引起的经前期综合征、月经失调以及绝经综合征。

干燥皮肤以及熟龄皮肤的护理

奥图玫瑰精油适用于保养任何肤质、所有年龄的皮肤，特别建议用于保养干燥皮肤以及熟龄皮肤。利用水蒸气蒸馏法萃取精油时产出的纯露（玫瑰水）也能够作为化妆水使用。

调配建议

挥发性		香味浓度
高音 / 中音 / 低音		l

奥图玫瑰精油受到人们的广泛喜爱，但是出乎意料的是，有时调配后奥图玫瑰精油的香味会过于强势。请注意用量。

契合度佳的精油

檀香　摩洛哥茉莉　天竺葵　橙花

广藿香　乳香　薰衣草　柠檬

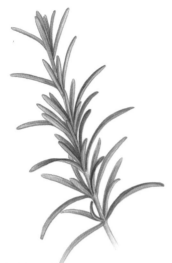

迷迭香

Rosemary

学名	*Rosmarinus officinalis*
植物名	迷迭香
科	唇形科
种类	灌木
萃取部位	叶子
精油制造法	水蒸气蒸馏法
香味类型	香草类
价格基准	◆ ◇ ◇

AEAJ1级
AEAJ2级

提神醒脑，去除油腻，防脱发

迷迭香，高2 m左右的灌木。从春天到夏初绽开青紫色的小花。它的学名"*Rosmarinus*"在拉丁语中的意思是"海之水滴"。在地中海沿岸国家，经常可以看到迷迭香生长在海边的景象。

<注意事项>高血压患者、癫痫患者、孕妇以及儿童慎用。

调配建议

挥发性	香味浓度
高音 / 中音	2 ~ 5

将迷迭香精油与葡萄柚精油或者柠檬精油调配，可以抑制其樟脑般刺鼻的香味。如果搭配乳香精油等，其香味会更加突出。

契合度佳的精油

葡萄柚　　马郁兰　　天竺葵　　黑胡椒

乳香　　尤加利　　薰衣草　　柠檬

建议使用方法

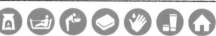

主要功能

杀菌　提升血压　抗病毒　祛除痰浊

醒脑　缓解痉挛　镇痛

<心理>

提高记忆力以及专注力，消除睡意

迷迭香精油具有提高记忆力、专注力，消除睡意的功效。清爽的香味让人头脑清醒，更加有活力。

<生理>

缓解畏寒、疲劳以及肌肉疼痛

该精油能有效强化身体机能，促进血液循环以及新陈代谢，缓解畏寒、生理疲劳、肌肉疼痛等。它也有提升血压的功效，所以可以尝试利用迷迭香精油来为低血压者按摩。

油腻头皮、头发的护理

迷迭香精油具有紧致皮肤的功效，经常被用于头皮以及头发护理，对于头皮油腻、头皮屑多以及脱发等有缓解效果。

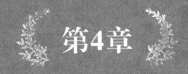

第4章

14款基础油的完全解读

Profile of Carrier oils

与精油的重要性几乎一样，基础油也是芳香疗法中必不可少的。

精油无法直接涂抹在皮肤上，

在按摩时，必须混合基础油使用。

基础油也是手工自制化妆品的重要原材料。

与精油一样，基础油也是从植物中萃取的，含有大量的天然成分。

掌握其特征，能够让芳香疗法的效果更上一层楼。

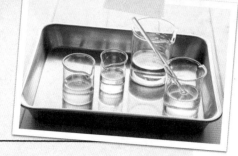

Fundamental Knowledge of Carrier oils

基础油的基础知识

在27页，我们了解了芳香疗法中最有效的精油利用方式是按摩。不过，精油是由植物成分浓缩而成的，刺激性很强，无法直接涂抹在皮肤上，必须先用基础油稀释再使用。适合成人的精油稀释浓度为1%～2%，也就是说基础油占98%～99%。在芳香疗法中，基础油可以说是与精油同样重要的。

基础油，也被称为基底油、媒介油。"媒介油"（carrier oils）这个名称来源于基础油的一个重要功能，即将混合在基础油中的精油成分运送到身体内部。

基础油主要是通过压榨种子或果实萃取出来的油脂，其本身就富含对皮肤有益的成分。不同基础油各有各的特征。只要掌握这些特征，就能提高芳香疗法的效果。

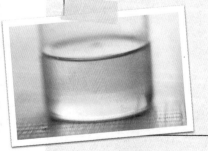

●选择方法
参考本章中介绍的概况或者147页的表格来选择。请注意，基础油分为可以直接单独使用的品种和必须与其他基础油混合使用的品种。

●购买方法
可以在芳疗用品专卖店购买。因为大部分基础油很容易氧化，所以不要大批量购买，只要购买需要的量即可。开封后的使用期限可以通过瓶身上标注的日期了解，标注不明确的时候，请向店家咨询。基础油中也有可作为食用油使用的品种，进行芳香理疗时，请选用按摩专用或护理专用的品种。

●保存方法
拧紧瓶盖，放在阴凉处保存。避开浴室等潮湿的场所。

●使用方法
用来按摩，或是当作制作保养品的材料。

●使用时的注意事项
使用前，请进行皮肤过敏测试（参考14页）。发现瘙痒以及炎症等异常时，请停止使用该基础油。

Column .1

●浸泡油是什么？
在芳疗用品专卖店，我们经常可以看见在基础油的附近，放置着名为"浸泡油"（Macerated oil）的商品。简单地说，浸泡油就是把新鲜或晒干的香草植物，放在相应的基础油里浸泡，通过几个星期甚至更久的浸泡，使其释放出精油成分和其他脂溶性物质，比方说脂溶性维生素、蜡质，以及其他高活性的化学成分。山金车油、金盏花油、金丝桃油都是常见的浸泡油。保存方法以及使用方法与基础油相同。

Column .2

●基础油含有的对皮肤有益的成分是什么？
基础油含有各种对皮肤有益的成分，最具代表性的为以下4种。

＜油酸＞具有让皮肤更柔软，改善皮肤干燥以及皱纹等的功效。

＜棕榈油酸＞这是一种人体皮肤中也含有的成分，会随着年龄增长而减少。补充该成分能够抗衰老。

＜维生素E＞具有抗氧化以及促进血液循环的功效，是保养皮肤的有效成分。

＜亚麻油酸＞具有保湿以及缓解皮肤炎症的功效。

---

❶

BASE

不与其他基础油混合，可以直接单独使用的基础油。

BLEND

因为黏性强或者香味强烈，所以必须与其他基础油混合使用的基础油。

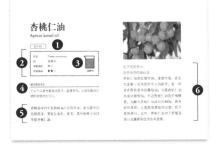

杏桃仁油
Apricot kernel oil

❷

学名
世界共通的学术上的名称。

科
生物学分类上，科的名称。

萃取部位
萃取基础油的部位。

价格基准
用◆的数量表示该基础油的价格区间。

◆◇◇
800～2500日元(50 ml)

◆◆◇
2500日元～4000日元(50 ml)

◆◆◆
4000日元～(50 ml)

❸

使用比例
用图形表示该基础油的使用比例。可以单独使用的基础油的比例是100%。

❹

建议使用方法
介绍该基础油的使用方法。

❺

植物的特征
介绍基础油原料植物的特征，以及关于该植物的小故事。

❻

基础油的作用
说明该基础油对我们的身体有什么作用。

  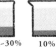

100% **20%~30%** **10%** **5%**

杏桃仁油
Apricot kernel oil

BASE

学名	*Prunus armeniaca*
科	蔷薇科
萃取部位	种子
价格基准	◆ ◆ ◇

100%

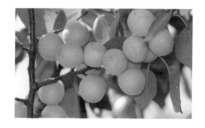

建议使用方法

可以不与其他基础油混合，直接使用。与其他基础油调配后使用也可以。

杏树是可以生长到10 m左右的乔木，春天绽开白色的花朵。果实呈金色，甜美，其中的种子可以萃取杏桃仁油。

给予皮肤养分，
容易使用的基础油

杏桃仁油的延展性佳，渗透性强，适合包含婴儿在内的所有人的肤质，是一种非常容易使用的基础油。与甜扁桃仁油的成分很相似，不过杏桃仁油的价格略贵。油酸占杏桃仁油成分的65%，具有保护皮肤，让皮肤变柔软的功效，给予皮肤养分。此外，杏桃仁油对于舒缓湿疹以及瘙痒等症状也有效果。

鳄梨油
Avocado oil

BLEND

学名	*Persea americana*
科	樟科
萃取部位	果肉
价格基准	◆ ◆ ◇

10%

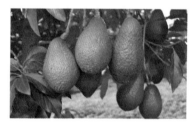

建议使用方法

与有"BASE"标记的基础油以1:9的比例混合使用。

鳄梨是高20 m左右的乔木，花淡绿带黄色。鳄梨的营养价值非常高，被称为"森林的奶油"。鳄梨油主要是从鳄梨果肉中萃取。

适用于干燥皮肤以及熟龄皮肤的保养，
运动后用来按摩放松也有效

使用鳄梨油可以抵抗紫外线，保护皮肤，防止皱纹产生，特别建议使用于干燥皮肤以及熟龄皮肤的保养。鳄梨油中70%左右是油酸，具有缓解瘙痒，抑制炎症的功效，对于运动后的放松也很有效。鳄梨油香味强烈，黏性强，请将鳄梨油与甜扁桃仁油或者荷荷巴油以1:9的比例混合使用。

摩洛哥坚果油
Argan oil

[BASE]

学名	*Argania spinosa*	
科	山榄科	
萃取部位	种子	
价格基准	◆ ◆ ◆	100%

建议使用方法

可以不与其他基础油混合，直接使用。与其他基础油调配后使用也可以。

阿甘树原产于摩洛哥，可以生长到10 m左右。从大量阿甘树的种子中，只能够萃取极少量的摩洛哥坚果油，所以这种油非常珍贵。

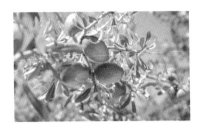

维护女性美丽的
珍贵基础油

这几年，摩洛哥坚果油的人气急升，它含有丰富的维生素E、油酸以及亚麻油酸，具有软化皮肤，保护皮肤不受紫外线伤害的功效，是众所周知的适合所有肤质的美容基础油。价格高昂。

橄榄油
Olive oil

[BLEND]

学名	*Olea europaea*	
科	木樨科	
萃取部位	果肉	
价格基准	◆ ◇ ◇	20%~30%

建议使用方法

与有 "BASE" 标记的基础油以1:4至3:7的比例混合使用。

橄榄，高7 m左右的乔木，早在4000年前就已经有栽培种植了。它的寿命长，生命力顽强，在干燥的土地上也能够生存。压榨成熟的橄榄果实可以萃取出橄榄油。

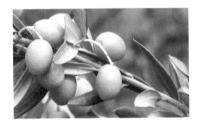

缓解皮肤干燥及干裂，
促进血液循环

橄榄油作为食用油，是大家熟悉的基础油，自古以来也作为护肤油使用。橄榄油的特征是含有70%～80%的油酸，维生素E的含量也相当高。特别建议用于改善皮肤干燥、开裂以及瘙痒，舒缓轻度烧烫伤，促进血液循环。它的香味略强烈，但依然可以不经调配直接使用在头皮、头发以及手等部分。

山茶油
Camellia oil

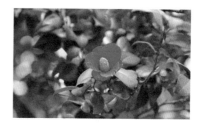

BLEND

学名	*Camellia japonica*
科	山茶科
萃取部位	种子
价格基准	◆ ◇ ◇

20%~30%

建议使用方法

与有"BASE"标记的基础油以1:4至3:7的比例混合使用。用于头发时，可以不与其他基础油混合而直接使用。

山茶树是高6 m左右的乔木，从冬季到初春，绽开红色以及白色的美丽花朵，压榨山茶种子可以萃取到山茶油。日本各地都能看到山茶树，不过日本最知名的山茶产地是五岛列岛和伊豆诸岛。

适合头发以及头皮的护理，干燥肌也可以使用

自古以来，山茶油作为头发的护理用品而广为人知。它对于脱发、头发分叉、头皮屑多以及头皮干燥等有效，对于生发也很有帮助，能够使头发润滑有光泽。山茶油含有丰富的油酸，具有保护头发、头皮以及皮肤不受紫外线伤害的功效，建议使用于干燥皮肤以及熟龄皮肤的保养。

葡萄籽油
Grape seed oil

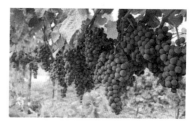

BASE

学名	*Vitis vinifera*
科	葡萄科
萃取部位	种子
价格基准	◆ ◇ ◇

100%

建议使用方法

可以不与其他基础油混合直接使用。与其他基础油调配后使用也可以。

葡萄是能够生长到35 m左右的蔓生植物，夏季开花后，结出甜美的果实。利用该果实酿造葡萄酒后，压榨留下的葡萄籽，可以萃取出葡萄籽油。

容易使用，价格亲民，适用于全身按摩

葡萄籽油的延展性好，容易使用，属于基础油中的平价油，适用于全身按摩。具保湿以及让皮肤更光滑的作用，适合所有肤质，紧致皮肤的效果也特别好。因此建议使用于油性皮肤的保养。它也可以作为手工自制化妆品的原材料，是具有高利用价值的基础油。

石栗油

Kukui nut oil

BASE

学名	*Aleurites moluccana*	
科	大戟科	
萃取部位	种子	
价格基准	◆◆◇	100%

建议使用方法

可以不与其他基础油混合，直接使用。与其他基础油调配后使用也可以。

〈注意事项〉对坚果过敏者，请勿使用。

石栗是高20 m左右的乔木，也被称为烛果树，是夏威夷的州木。压榨包裹在坚硬外皮里的种子，可以萃取出石栗油。

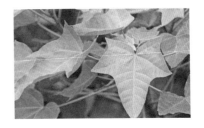

保护皮肤不受紫外线伤害，也适用于晒后护理

石栗是在夏威夷普遍生长的树木，在当地，石栗油自古就被用来保护婴儿的皮肤不受紫外线的伤害。石栗油容易渗透到皮肤内部，是可以使用在全身的基础油之一。它不仅能保护皮肤不受紫外线的伤害，还能够帮助缓解日晒引发的皮肤炎症。还建议将它用于保养干燥皮肤以及预防皱纹。

小麦胚芽油

Wheatgerm oil

BLEND

学名	*Triticum aestivum*	
科	禾本科	
萃取部位	胚芽	
价格基准	◆◆◇	5%

建议使用方法

与有"BASE"标记的基础油以1:19的比例混合使用。

〈注意事项〉对小麦过敏者，请勿使用。

小麦是高1 m左右的一年生草本植物。制造小麦时，研磨谷粒分离出小麦胚芽，小麦胚芽凝聚了丰富的营养素，也被作为食物使用。小麦胚芽油便是从小麦胚芽中萃取而来。

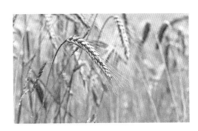

含大量维生素E，适用于干燥皮肤以及熟龄皮肤的保养

小麦胚芽油是含有丰富维生素E的基础油，具有抗氧化的功能。为了弱化其强烈的香气，可以混入其他基础油使用。因为含有丰富的脂溶性维生素，所以特别建议用于护理干燥皮肤以及熟龄皮肤。对于皮肤炎症也有缓解效果。

甜扁桃仁油
Sweet almond oil

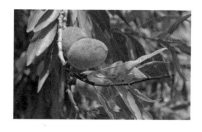

BASE

学名	*Prunus amygdalus* var.*dulcis*
科	蔷薇科
萃取部位	种子
价格基准	◆ ◇ ◇

100%

建议使用方法

可以不与其他基础油混合，直接使用。与其他基础油调配后使用也可以。

<注意事项> 对坚果过敏者，请勿使用。

甜味扁桃，高9 m左右的乔木，早春绽开粉色和白色的花朵，压榨其种子可萃取出甜扁桃仁油。

具有软化皮肤的功效，建议皮肤敏感者使用

自古以来，甜扁桃仁油的美容功效广为人知，它对皮肤亲和，经常用作化妆品的原材料。甜扁桃仁油含有约80%的油酸，具有出色的软化皮肤的功效，能够有效护理干燥皮肤。它不仅能够消炎，缓解湿疹以及瘙痒等，而且对日晒后的皮肤护理也有帮助。皮肤敏感者也可以安心使用。推荐使用此款油为婴儿按摩。

芝麻油（胡麻油）
Sesame oil

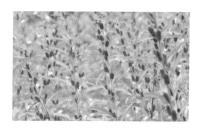

BLEND

学名	*Sesamun indicum*
科	胡麻科
萃取部位	种子
价格基准	◆ ◇ ◇

10%

建议使用方法

与有 "BASE" 标记的基础油以1:9的比例混合使用。

<注意事项> 对芝麻过敏者，请勿使用。

芝麻是高1 m左右的一年生草本植物，从地面垂直向上生长。压榨种子可以萃取出芝麻油，这在公元前1800年前后的纸莎草文书中就有相关记载。芝麻是一种从古代就开始被有效利用的植物。

帮助皮肤组织再生，平衡性佳的基础油

芝麻油自古就开始被当作护肤品使用，它也是阿育吠陀医学中不可缺少的油品之一。芝麻油含有大量的油酸和亚麻油酸，具有促进皮肤组织再生的功效，适用于保养干燥皮肤，缓解干燥性湿疹等。它的抗氧化作用强，可以长期使用，与其他基础油混合，具有延缓其他基础油氧化的作用。

月见草油（晚樱草油）

Evening primrose oil

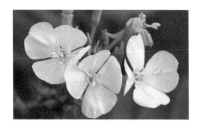

BLEND

学名	*Oenothera biennis*	
科	柳叶菜科	
萃取部位	种子	
价格基准	◆◆◆	10%

建议使用方法

与有 "BASE" 标记的基础油以 1∶9 的比例混合使用。

月见草是高1.5 m左右的二年生草本植物。如同其名称一般，月见草有着美好香味的黄色花朵只绽开一个晚上。印第安人不仅使用其种子萃取基础油，也将其叶子、茎部、根部作为药物以及保存食物的"防腐剂"使用。

缓解干燥造成的皮肤粗糙、湿疹以及头皮屑多等症状

月见草油是适合应急处理皮肤问题的基础油，具有让皮肤变柔软，促进皮肤再生等功效。它对于干燥造成的皮肤粗糙、湿疹以及头皮屑多等有疗效，是一种功效丰富的基础油，不过它也是基础油中非常容易氧化的一种，所以请少量购买，每次只购买需要的量。它具有降低血液中的胆固醇以及降血压的功效。市面上也有内服专用的胶囊在销售。

荷荷巴油

Jojoba oil

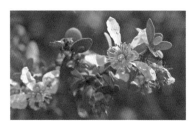

BASE

学名	*Simmondsia chinensis*	
科	油蜡树科	
萃取部位	种子	
价格基准	◆◆◇	100%

建议使用方法

可以不与其他基础油混合，直接使用。与其他基础油调配后使用也可以。

荷荷巴是高2 m左右的灌木，是一种在降雨量少的干燥地区也能够坚强生长的植物。棕色的果实中，有着咖啡豆一般的种子，压榨该种子可萃取出荷荷巴油(蜡)。

护理问题皮肤以及头皮

虽然被称为油，但其成分却是蜡。因此，即使经过好几年也不会氧化，可以长期保存。即便加热，它的成分也不会发生变化。荷荷巴油的延展性佳，容易被皮肤吸收，可以有效保养所有皮肤。也建议用于预防皱纹以及妊娠纹。它还能够帮助缓解开裂、瘙痒、湿疹、晒伤、头皮干燥等各种问题。

澳洲坚果油
Macadamia nut oil

学名	*Macadamia ternifolia*
科	山龙眼科
萃取部位	种子
价格基准	◆◇◇

100%

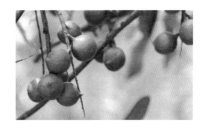

建议使用于熟龄皮肤

澳洲坚果油含有丰富的棕榈油酸，具有抗炎症，让皮肤更光滑等功效。它还能够修复受伤的头发，让毛躁头发变得光滑，是一种容易使用的基础油。价格也亲民。

建议使用方法

可以不与其他基础油混合，直接使用。与其他基础油调配后使用也可以。

<注意事项> 对坚果过敏者，请勿使用。

澳洲坚果也称"昆士兰栗"，是高10～20 m的乔木，其果实被称为"坚果女王"，美味且营养超群。对澳洲的原住民来说，澳洲坚果也是主食。

玫瑰果油
Rosehip oil

学名	*Rosa canina, Rosa rubiginosa*
科	蔷薇科
萃取部位	种子
价格基准	◆◆◆

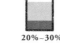

20%~30%

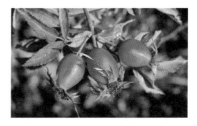

**具抗衰老功效，
也适用于晒后护理**

玫瑰果油作为对美容有帮助的基础油，被使用在各种化妆品的材料中。玫瑰果油具有很多对皮肤好的功效，特别是帮助皮肤再生。建议用它来保养熟龄皮肤、抗衰老以及预防皱纹。它对色斑、晒伤以及湿疹等也有缓解效果。虽然玫瑰果油价格高昂，但是用于脸部护理时，不与其他基础油混合，直接使用效果更佳。

建议使用方法

与有"BASE"标记的基础油以1∶4至3∶7的比例混合使用。用于脸部按摩时，可以直接使用。

能够萃取出玫瑰果油的，是高5 m左右的被称为狗蔷薇的灌木，结橄榄球形状的红色果实，压榨该果实中的种子能够萃取出玫瑰果油。果肉部分可以用来制作香草茶，非常受欢迎。

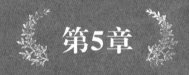

第5章

调配精油的必学课程

How to blend Essential oils

单方精油有着非常美好的香味，

但数种精油调配可以创造出新的香味。

按照自己的喜好调配制作的精油，

是世界上独一无二的特制品。

调配精油，有助于加深对精油的理解，增添乐趣。

请务必挑战一下。

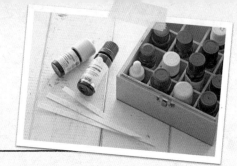

Blending Method

调配芳香精油

让你感觉身心愉悦的香味
就是符合需要的

　　芳香疗法对身心健康以及美容起到很大的作用。在选择精油时，一方面要考虑精油的功效，另一方面，要尽量选择能够让身心感觉愉悦的精油。虽然单方精油也有各式各样的功效，不过各种精油调配后，可以产生相乘效果，香味也会更有层次。除了直接购买调配好的复方精油以外，你也可以自己调配精油，不过你最好事先掌握一些精油调配的知识。调配精油时，小小的一滴就能够改变香味。请以这里介绍的步骤为基础，调配出世界上独一无二的专属于你自己的芳香精油。

 精油的挥发性（Volatility）与香味浓度（Blending Factor）是调配的关键。

● 第3章介绍常备精油时，也介绍了它们的挥发性与香味浓度。
● 88页中给出了30种精油的挥发性与香味浓度的一览表。

 挥发性　　　　　　　　　　*Volatility*

在芳香疗法中，通常用音乐上的音阶来表示精油的挥发性，并按挥发速度由快到慢将精油分为"高音""中音""低音"。打开精油瓶盖，立即散发香味的是高音，放置少许时间后散发香味的是中音，随着时间流逝慢慢散发香味的是低音。例如柠檬等柑橘类精油大部分是高音，安息香以及岩兰草等从树脂或植物根部萃取的精油大都是低音。将高音、中音、低音的精油各加入一些，可以调配出平衡度佳的精油。

 香味浓度　　　　　　　　*Blending Factor*

表示香味浓度的"Blending Factor"，用"1~10"的数字表示。1是表示香味最强，10表示香味最弱。同样是1滴，香味浓度为1的胡椒薄荷精油的香味非常强烈，而香味浓度为5～7的丝柏精油与薰衣草精油的香味就比较弱。香味浓度的数字小的精油加入的滴数少，数字大的精油加入的滴数多，这是调配时的一个基准。调配精油时，要先确认精油的香味浓度，然后再根据香味的平衡度来决定使用滴数。

准备物品

1 精油
2 烧杯
3 搅拌棒
4 试香纸

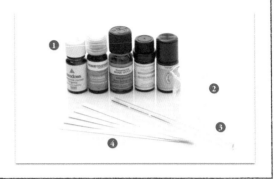

STEP 1 按照使用目的 选择最适合的精油

首先要确定使用芳香疗法的目的，如"想要放松""想要缓解肩颈僵硬、酸痛""想要改善便秘"等。在有数个问题需要解决的时候，先按照优先级给这些问题排序，然后确定最需要解决的问题。

确定使用目的之后，参考82～85页的"精油对身心的作用一览表"，选择适合的精油。

STEP 2 选择1种 作为主角的精油

嗅闻符合使用目的的精油，选择1种最喜欢的香味。"虽然我不喜欢这种精油的香味，不过它对○○有效"，很多人在选择精油时，都抱着这样的想法。但在芳香疗法的实施中，一闻到这种香味，就感觉心情愉悦，才是最重要的。请实际嗅闻香味后再做决定。

例 缓解痛经，想要放松时 Blend

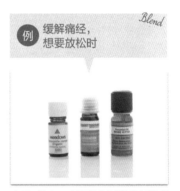

查看一览表，对"缓解痛经"和"放松"都有帮助的精油，有罗马洋甘菊精油、薰衣草精油、奥图玫瑰精油（玫瑰原液也可以）。

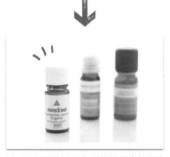

从对于"缓解痛经"和"放松"都有帮助的3种精油中选择1种作为调配的主角。在这里我们选用罗马洋甘菊精油。

（下页继续）

77

STEP 3 考虑香味的平衡度，选择搭配的精油

平衡度好的成品含有高音、中音、低音的精油。通过调配不同挥发性的精油，能够让香味长久持续，并且感受到香味的层次。

搭配精油的种类以2～5种为宜。最好查看82～85页的"精油对身心的作用一览表"，从中挑选出符合使用目的的精油，如果这些精油的挥发性与主角精油不能达到平衡或其香味令你不喜，也可以不考虑使用目的，选择与主角精油契合度佳的精油（参考86～87页）。

STEP 4 试闻

将STEP3中选择的精油，各滴1滴在试香纸上，放到距离鼻子约15 cm处，试闻。

这时候，将滴了香味浓度数字大的精油（香味弱的精油）的试香纸靠近鼻子，滴了香味浓度数字小的精油（香味强的精油）的试香纸远离鼻子。

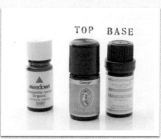

罗马洋甘菊是中音的精油。按照STEP3所述，我们从具有放松功效的精油中，选择高音的甜橙、中音至低音的乳香。

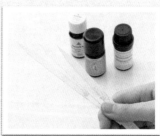

罗马洋甘菊的香味浓度是1～3，甜橙的香味浓度是4，乳香的香味浓度是3～5，所以按香味浓度由弱到强排列，试闻顺序是甜橙、乳香、罗马洋甘菊。

STEP ⑤ 调节香味

如果觉得选出的精油都很好闻，就可以进入下一个步骤。还想加一些其他精油时，就将想要增加的精油滴在试香纸上，闻闻香味，选出喜爱的。

STEP ⑥ 决定滴数

想要做出平衡度好的复方精油，香味浓度也很重要。请查看88页的"挥发性与香味浓度一览表"，决定滴数。

不过，香味浓度只是参考，重要的是调制出喜爱的香味。将喜爱的精油滴数增加一些也没关系。为了不忘记加入了多少精油，请准备专用的笔记本记录下来。

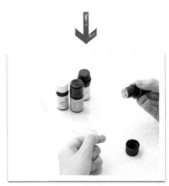

如果想要让香味变得更清爽，更有轻松的感觉，可以尝试增加能给人安心感的树木类精油——丝柏。将丝柏精油滴在试香纸上，再次嗅闻香味，进行确认。

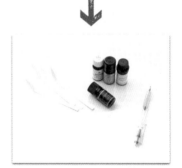

完成了喜爱的调配，记好笔记以便再次使用该调配处方。

（下页继续）

● **精油的滴数**（范例）

精油名称	挥发性	香味浓度	滴数
罗马洋甘菊	中音	1 ~ 3	3滴
甜橙	高音	4	6滴
乳香	中音~低音	3 ~ 5	5滴
丝柏	高音~中音	5 ~ 7	6滴

一共使用了20滴精油。

STEP 7　调配

　　将选出的精油放入烧杯。这个步骤的关键是每种精油都比STEP6决定的少加入1滴。将精油放入烧杯之后，用搅拌棒轻轻搅拌，滴在试香纸上确认香味。

　　如果该香味是你喜欢的，就将各种精油再各加入1滴完成调配。如果不喜欢该香味，就继续调整。

> 调配结束。
> 全世界独一无二的特制精油做好了。

　　复方精油可以广泛运用于香薰、沐浴等。可以稍微多制作一些，放入右图这样的带滴管的遮光瓶中，这样使用起来非常便利。

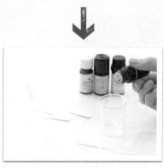

将精油放入烧杯搅拌后，滴在试香纸上确认香味。

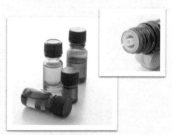

复方精油可以使用在各个方面。多制作一些，放入遮光瓶中保存。

STEP 8　与基础油混合
制作按摩油

应用篇

　　最能够有效发挥复方精油功效的是按摩。在基础油中加入制作好的调配精油，用搅拌棒搅拌，制作按摩油。至于基础油中到底要加入几滴精油，请参考81页。

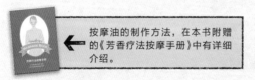

按摩油的制作方法，在本书附赠的《芳香疗法按摩手册》中有详细介绍。

Arrange

 例 制作按摩油

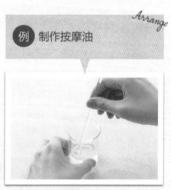

参考第4章挑选基础油，混合STEP7中制作的复方精油制作按摩油。

按摩精油的稀释方法

适合身体的稀释浓度为2%
适合面部的稀释浓度为1%

　　精油中浓缩了植物成分，无法直接涂抹在皮肤上。在按摩中使用时，需要用基础油将其稀释，基础油中含有○％精油，意味着精油的"稀释浓度"为○％。以1滴精油为0.05 ml计算。

　　本书中，面部用按摩精油的稀释浓度为1％，身体用按摩精油的稀释浓度为2％，基础油的量和精油的滴数，见下表。

制作小分量的
按摩精油

　　制作10 ml的身体用按摩精油时，使用的精油是4滴（参考下表）。如果想要使用4种精油，就只能各加入1滴，无法调节。

※AEAJ建议的按摩精油稀释浓度：面部用按摩精油的稀释浓度为0.5％，身体用按摩精油的稀释浓度小于1％。为了得到更好的效果，本书第7章所介绍的处方中，面部用按摩精油的稀释浓度为1％，身体用的稀释浓度为2％。

●滴数的简单计算方法

基础油的量	10 ml	20 ml	30 ml	50 ml
面部按摩用（1％）	2滴	4滴	6滴	10滴
身体按摩用（2％）	4滴	8滴	12滴	20滴

先确认基础油的用量，再根据"1滴精油为0.05 ml"算出所需精油的滴数，也可参考此表。

＜例1＞ 20 ml的基础油，混合20滴精油，稀释浓度就是5％。想要2％的稀释浓度，则只需加入8滴精油。

＜例2＞ 10 ml的基础油，混合10滴精油，稀释浓度就是5％。

＜注意＞

※ 使用前请进行皮肤过敏测试。皮肤过敏测试的方法：在前臂内侧涂抹适量精油，等待24 ～ 48小时，观察身体反应。如果发生异常，请立即用大量流水冲洗，并停止使用该精油。

※ 皮肤敏感者、年长者以及有既往病史者，请按照标示的稀释浓度的1/2以下，使用按摩精油。

※ 给未满3岁的婴幼儿按摩时，请单纯使用基础油，不要使用精油。

※ 儿童在使用精油时，请从成人的稀释浓度的1/10开始使用，最多使用成人的稀释浓度的1/2。

精油对身心的作用一览表①

精油大全

精油 数字是详细介绍精油的页码		依兰	甜橙	德国洋甘菊	罗马洋甘菊	快乐鼠尾草	葡萄柚	丝柏	檀香	摩洛哥茉莉	杜松	马郁兰	天竺葵	茶树
		35	36	37	38	39	40	41	42	43	44	45	46	47
用途 数字是介绍处方的页码														
放松	103		●		●								●	
助眠	104		●						●					
提升专注力	105						●							
提升积极性	106		●				●				●			
让心胸更开朗	107		●			●								
让心境平和	108	●	●						●					
制造浪漫氛围	109	●							●	●				
缓解头痛和偏头痛	111						●							
缓解眼部疲劳	112													
消除疲惫感	113						●							
缓解肩颈僵硬酸痛	114						●				●	●		
改善畏寒体质	117										●			
缓解腿部浮肿	118						●	●	●				●	
调节血压	120	●										●		
治疗痔疮	121							●						
治疗冻疮	121											●		

橙花	广藿香	黑胡椒	乳香	岩兰草	胡椒薄荷	香柠檬	安息香	没药	柠檬香蜂草	尤加利	薰衣草	柠檬	柠檬香茅	玫瑰原液	奥图玫瑰	迷迭香
48	49	50	51	52	53	54	55	56	57	58	59	60	61	62	63	64
	●		●								●			●	●	
	●			●					●		●					
					●							●				●
					●	●				●	●					●
								●						●	●	
●			●								●			●	●	
		●												●	●	
					●						●	●	●			
											●			●	●	
									●	●				●		
		●			●						●	●				●
		●			●						●					●
											●	●				●
					●			●			●	●				
		●										●				●

精油对身心的作用一览表②

精油 数字是详细介绍精油的页码 用途 数字是介绍处方的页码	依兰 35	甜橙 36	德国洋甘菊 37	罗马洋甘菊 38	快乐鼠尾草 39	葡萄柚 40	丝柏 41	檀香 42	摩洛哥茉莉 43	杜松 44	马郁兰 45	天竺葵 46	茶树 47
预防普通感冒和流行性感冒 123													●
缓解咽喉疼痛和咳嗽 124											●		●
提升免疫力 125			●										●
缓解呼吸道过敏 126				●									●
缓解便秘 129		●											
缓解肠胃不适 130				●							●		
缓解恶心 131						●							
缓解宿醉后的不适 131						●				●			
缓解皮肤干燥，减少皱纹 133									●			●	
减少青春痘和粉刺 134	●			●		●	●					●	●
护理晒伤的皮肤 135			●	●									●
促进伤口愈合 135			●										●
缓解月经失调 137				●	●							●	
缓解痛经 138	●		●	●	●								
缓解经前期综合征 140		●		●	●	●						●	
缓解绝经综合征 141	●			●	●				●			●	
减轻关节痛，预防脚抽筋 142		●		●									

橙花	广藿香	黑胡椒	乳香	岩兰草	胡椒薄荷	香柠檬	安息香	没药	柠檬香蜂草	尤加利	薰衣草	柠檬	柠檬香茅	玫瑰原液	奥图玫瑰	迷迭香
48	49	50	51	52	53	54	55	56	57	58	59	60	61	62	63	64
		●								●	●					
			●							●	●					
										●		●				
					●					●						
		●			●						●					●
	●				●						●					●
					●						●					
					●											●
●	●		●								●			●	●	
						●					●					
					●						●					
			●								●					
								●						●	●	
											●			●	●	
							●							●	●	
		●												●	●	
											●	●				●

精油的契合度对照表

● 契合度特别高的精油　　○ 契合度高的精油

契合度高的精油
数字是详细介绍精油的页码

精油	依兰 35	甜橙 36	德国洋甘菊 37	罗马洋甘菊 38	快乐鼠尾草 39	葡萄柚 40	丝柏 41	檀香 42	摩洛哥茉莉 43	杜松 44	马郁兰 45	天竺葵 46	茶树 47
依兰 35	—	○			●	●		●			●	●	
甜橙 36	●	—				○		●	●		●	●	●
德国洋甘菊 37			—		○	○					○	●	●
罗马洋甘菊 38	●			—	●	●		○			○		
快乐鼠尾草 39	○		●	●	—	○		○			○	○	
葡萄柚 40		●	○			—	●			●		●	●
丝柏 41		○	○			●	—					○	
檀香 42	●	●		●	●	○		—	●		○	○	
摩洛哥茉莉 43	●							○	—			○	
杜松 44					●	●				—		●	
马郁兰 45		○	●	●	●						—	○	●
天竺葵 46	●	●	●	●	●	●		○	●		○	—	
茶树 47			●								●	○	—
橙花 48	○	●						○		○			
广藿香 49	●												●
黑胡椒 50	○					○							●
乳香 51		●				●			○				●
岩兰草 52									○				
胡椒薄荷 53						●	●			●	●		●
香柠檬 54	○	●	●		○		○	○		●			
安息香 55		●										○	
没药 56								○					
柠檬香蜂草 57				○									
尤加利 58	○					●					●	●	●
薰衣草 59	●		●	●	●	●				●	●	●	●
柠檬 60	●	○					●		●		●	●	
柠檬香茅 61		○										○	
玫瑰原液 62	●	●			●			●	●		●	●	
奥图玫瑰 63	●	●			●				●			●	
迷迭香 64						●	●			●		●	●

精油大全

86

下表展示了第3章中介绍的30种精油两两之间的契合度。请参考这个表格，跟着自己的感觉选择最合适的精油，享受调配的乐趣。

橙花	广藿香	黑胡椒	乳香	岩兰草	胡椒薄荷	香柠檬	安息香	没药	柠檬香蜂草	尤加利	薰衣草	柠檬	柠檬香茅	玫瑰原液	奥图玫瑰	迷迭香
48	49	50	51	52	53	54	55	56	57	58	59	60	61	62	63	64

挥发性与香味浓度一览表

如同76页中所说明的，调配精油的关键是精油的挥发性与香味浓度。请参考下表，制作出平衡性佳的精油。

精油	页码	高音	中音	低音	香味浓度
依兰	35		●		2～4
甜橙	36	●			4
德国洋甘菊	37		●		1～3
罗马洋甘菊	38		●		1～3
快乐鼠尾草	39	●			2～4
葡萄柚	40	●			4
丝柏	41	●	●		5～7
檀香	42			●	4～6
摩洛哥茉莉	43		●	●	1
杜松	44	●	●		4
马郁兰	45		●		3～4
天竺葵	46		●		3
茶树	47	●			3～5
橙花	48	●	●		1～2
广藿香	49			●	3～5
黑胡椒	50	●			2～4
乳香	51		●	●	3～5
岩兰草	52			●	1～3
胡椒薄荷	53	●	●		1
香柠檬	54	●			4～6
安息香	55			●	2～4
没药	56			●	1～3
柠檬香蜂草	57		●		1
尤加利	58	●			2～5
薰衣草	59		●		5～7
柠檬	60	●			4
柠檬香茅	61	●	●	●	1
玫瑰原液	62	●	●	●	1
奥图玫瑰	63	●	●	●	1
迷迭香	64	●	●		2～5

精油大全

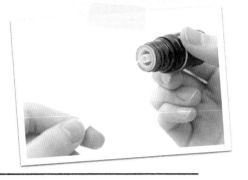

Advice to enjoy a Blend more

进一步享受精油
调配乐趣的建议

ADVICE 1 不仅要针对症状，更要找出病因

虽然调配精油时，需要考虑针对的症状，但专业的芳香治疗师在进行调配前，也会寻找引发这些症状的原因。譬如过敏性胃肠炎的治疗：因为其症状是便秘和腹泻交替出现，所以芳香治疗师会利用对消化器官有益的精油进行改善，不过其病因几乎都是压力过大，因此也可以以缓解压力的精油为中心调配精油来改善。这就是"整体芳香理疗"的思维方法，不仅根据症状本身，也根据心理和生理状况进行判断。

ADVICE 2 调配是一门艺术，自我感受很重要

挥发性与香味浓度虽然是调配精油时的重要标准，不过每个人对香味的爱好和感受方式都有差别。这就是对香味的感性。比如按79页的例子调配精油时，有人会觉得罗马洋甘菊太强烈，甜橙的香味闻不太出来等。这时候，不要过分拘泥于香味浓度，请根据自我感觉来调节。

"调配是艺术"是芳香治疗师经常说的一句话。请重视自己的感觉，享受芳香的世界。

ADVICE 3 从失败中学习

1滴精油就可以让调配精油的香味发生很大变化。因此，即使是专业的芳香治疗师，要调配出想象中的精油也不容易。

与精油越熟悉越亲近，对香味的感知也会越成熟。无法调配出喜爱的香味，是调配精油的必经过程。请将这些失败当作增加芳香疗法乐趣的机会，不断挑战新的调配方法。

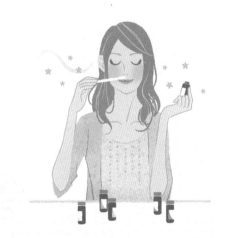

关于精油的 Q & A

Q 化学类型精油是什么？

A 会因原材料生长环境的差异而产生成分差异的精油。

这类精油特别容易受到生长环境以及气候的影响，其成分会因此有明显差异。本书介绍的精油中，迷迭香精油（参考64页）是典型的化学类型精油。根据成分可分为如下几种：

> 樟脑迷迭香
> *Rosmarinus officinalis ct.camphor*
> -
> 桉油醇迷迭香
> *Rosmarinus officinalis ct.cineole*
> -
> 马鞭草酮迷迭香
> *Rosmarinus officinalis ct.verbenone*

学名中的"ct."表示"chemotype（化学形态）"。想要了解详细的成分区别，可以查看成分分析表。

Q 精油以及基础油的瓶身上的这些标志是什么？

A 有机产品的认证标志。

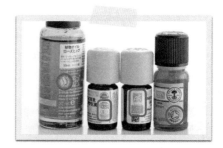

认证有机产品的组织，对于满足该团体制定的各项标准的产品，许可其在产品包装上标明认证标志。因为有机栽培费时费力，所以有机精油的价格比较昂贵。另外，每个组织对有机产品的认证标准都不相同，请根据喜好加以选择。

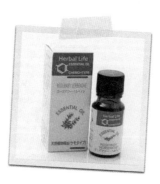

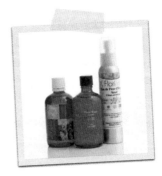

90

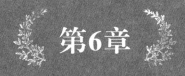

第6章

日本的精油与芳香疗法

Japanese Essential oils and Aromatherapy

很多精油在我们的日常生活中已经十分常见，

而有些人对于从日本原生植物中萃取的精油情有独钟。

本章就带领大家，好好了解一下日本的精油与芳香疗法！

日本的独特香味

日本风情的芳疗

　　"芳香疗法"一词大概是在30年前开始在日本流传。起初人们是从海外芳疗师的著作中取得相关信息，再慢慢传播开来。而现今，在日常生活中享受香气的人越来越多，芳疗产品专卖店到处都是，芳香疗法在日本已经是无法忽视的存在了。

　　在这样的环境中，日本国内的芳香疗法也开始产生变化。人们不仅使用海外生产的精油，也开始使用当地原料生产的精油。以日本原生植物为原料在日本制造的精油的品种，近几年也逐渐增加。

记忆中的香味能让人更加放松

　　嗅神经和参与记忆活动的大脑边缘系统有直接的连接，一般情况下，通过嗅闻小时候闻过的香味可以让我们回想起童年的快乐记忆，进而稳定情绪。而熟悉的香味也能让人更加安心。在日本，很多芳疗会所在提供芳疗服务前，都会询问顾客喜欢什么香味。

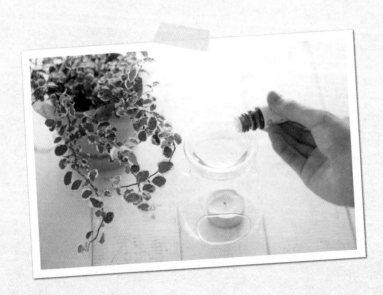

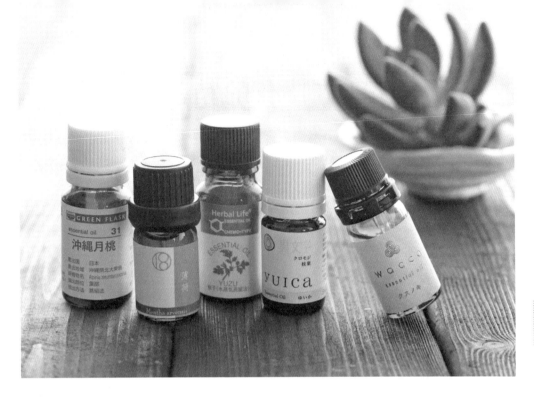

从生长在日本各地的植物中萃取的精油，
其具有疗愈效果的香味，瞬间就能拉近所有人的心！

力度稍强的芳香按摩
在日本更受欢迎

通常，芳香理疗就是用精油配合轻柔的按摩手法，让精油快速被人体吸收，达到治愈的效果。日本人非常享受推揉按摩，但很多日本人都觉得常规按摩令人意犹未尽。因此，在日本，有会所针对客户这一需求，提供特色服务，如力度稍强的揉捏、按摩等，也都获得了客户的好评。按摩力度适当强一些，吸收精油的效果可能会更好。

日本特有的精油

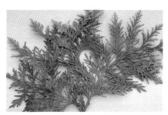

罗汉柏

学名	*Thujopsis dolabrata*
科	柏科
萃取部位	木
精油制造法	水蒸气蒸馏法
价格水平	◆◇◇

又称作蜈蚣柏。罗汉柏精油拥有强烈的香气，自古以来便广为人知，富含扁柏油酚（hinokitiol），有杀菌消炎的作用，也适合护理晒伤的皮肤。在驱虫上亦有帮助。

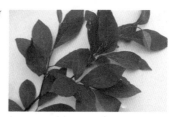

乌樟

学名	*Lindera umbellata*
科	樟科
萃取部位	枝叶
精油制造法	水蒸气蒸馏法
价格水平	◆◆◆

樟科植物。有着日式的高级且甘醇的香气。绿色的枝条上有黑色斑点，看起来就像是黑色的文字，故在日本，乌樟又名"黑文字"。乌樟精油含有具有良好镇痛效果的芳樟醇，能够放松身心。

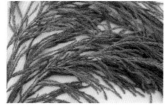

日本柳杉

学名	*Cryptomeria japonica*
科	柏科
萃取部位	叶
精油制造法	水蒸气蒸馏法
价格水平	◆◇◇

日本柳杉精油因香味清新舒爽，而受到男士的喜爱。它具有良好的杀菌作用，建议在居家清洁时使用；用来抑制细菌繁殖也是很好的选择，在泡脚时使用对于足癣有治疗作用。

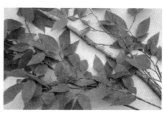

柳叶木兰

学名	*Magnolia salicifolia*
科	木兰科
萃取部位	枝叶
精油制造法	水蒸气蒸馏法
价格水平	◆◆◆

萃取量极少，是稀有且珍贵的精油，有着广受大众喜爱的香气。主要成分为柠檬醛及桉叶油醇，相当适合在想要恢复精神、补充元气时使用。

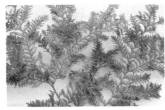

日本扁柏

学名	Chamaecyparis obtusa
科	柏科
萃取部位	树干、枝叶
精油制造法	水蒸气蒸馏法
价格水平	◆◇◇

对于日本人来说，扁柏是具有亲切感的树木，自古就被应用在日本建筑中。其精油不只来自树干，还来自枝叶，拥有比较柔和的香气，带着些泥土的清香，可以安抚心灵、疗愈身心。

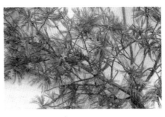

日本五叶松

学名	Pinus parviflora
科	松科
萃取部位	树干、枝叶
精油制造法	水蒸气蒸馏法
价格水平	◆◆◇

日文名为"姬小松"，具有柔和温润的香气。日本五叶松精油的香味与效用都很适合女性，对调节内分泌，减轻经期疼痛相当有帮助。

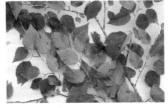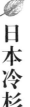

日本樱桦

学名	Betula grossa
科	桦木科
萃取部位	枝叶
精油制造法	水蒸气蒸馏法
价格水平	◆◆◆

日本樱桦在幼木时期，树皮似樱树，所以它的名字里有一个"樱"字。樱桦中含有的水杨酸甲酯，可以缓解肌肉酸痛。

※ 对阿司匹林过敏的人，请勿使用日本樱桦精油。

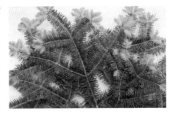

日本冷杉

学名	Abies firma
科	松科
萃取部位	枝叶
精油制造法	水蒸气蒸馏法
价格水平	◆◆◇

作为圣诞树而广为人知。它生在高山山脊附近，采摘非常困难。日本冷杉精油有着清凉的香气，适合在提振精神时使用。它在杀菌除臭方面有很好的效果，打扫卫生时也可以使用。

（植物图片由 yuica 提供）

产自飞弹高山的精油

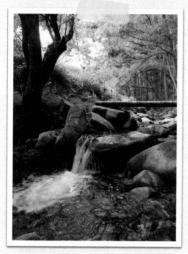

全部的植物原料都取自
飞弹高山

　　日本有一款精油，只以日本国内，特别是飞弹高山上的植物作为原料，从采摘、萃取到装瓶寄送，全都在飞弹高山进行。

　　这正是为日本人所造、日本人爱用、产地自销的精油。

飞弹高山的自然风貌

将大自然的恩惠浓缩进一瓶精油

清澈的水、葱翠的草木围绕整个飞弹高山。
自然的馈赠全都浓缩在小小的瓶中。

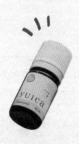

STEP 1 原料的筹备

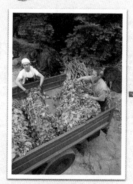

从在阳光下茁壮成长的林木中初步选取生产精油的原料。

STEP 2 原料的挑选

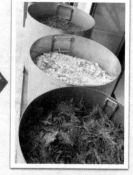

由长期研究树木的专业鉴定师进一步筛选材料，严选过后的原料会运往蒸馏锅进行萃取。

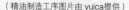

（精油制造工序图片由 yuica 提供）

STEP 3 萃取精油

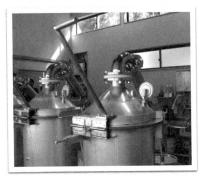

用水蒸气蒸馏法萃取精油。为了提炼出上等的精油，必须一再地改良机器。与精油同时提炼出来的纯露也会用来销售。

STEP 4 混合与装瓶

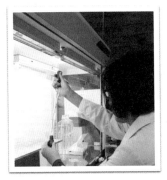

将萃取出来的精油装瓶。细心地调配精油并装进瓶内。到此为止的生产过程全部都是在飞弹高山完成。

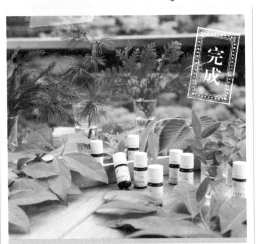

制作完成的商品会从飞弹高山发送至日本各地。

How to Use Japanese Essential Oils
日本精油的使用方法推荐

本章介绍的日本精油和在第3章介绍的精油一样，在健康、美容、家务等方面，都能广泛使用。

精油大全

 RECIPE.1
沐浴·全身浴或半身浴

释放疲劳
仿佛在进行桧木浴，

天然盐	2大匙
扁柏	4滴

闻着扁柏的香味，仿佛沉浸在森林浴中，心情也随之放松了。扁柏的香味是年长者会喜欢的一种香味。对日本人来说，在家里进行桧木浴是很奢华的事情，但只要使用扁柏精油就能轻易达到同样的效果。

 RECIPE.2
沐浴·全身浴或半身浴

甘甜的香气
令人放松

天然盐	2大匙
乌樟	4滴

乌樟精油是树木系的精油，甘甜的香气可以为我们疗愈心灵。含有50%以上具镇痛效果的芳樟醇是其特色之一。乌樟精油能缓解身心的紧张与痛苦，也有安眠的效果。

 RECIPE.3
精油按摩（身体）

调节内分泌
柔和果香

基础油	15 ml
日本五叶松	6滴

日本五叶松拥有柔和的果香味，具有调节内分泌的作用。
➡ 按摩手法请参考本书附赠的《芳香疗法按摩手册》

 RECIPE.4
精油按摩（身体）

放松时刻的良伴
万人喜爱的柳叶木兰

基础油	15 ml
柳叶木兰	6滴

柳叶木兰在男女老少中都大受欢迎，具有清新又好闻的香气，能够让头脑清醒，恢复精神，非常适合在想放松时使用。用它来按摩也可以，建议用它来按摩脚底的反射区（参考100页）。

RECIPE.5
精油按摩(身体)

药草般的气味
缓解疲劳及疼痛

基础油	15 ml
✍日本樱桦	6滴

日本樱桦精油含有丰富的水杨酸甲酯，能够缓解身体的疲劳与痛楚。肩膀酸痛时，可以参考115页的方法用日本樱桦精油进行按摩。

RECIPE.6
除虫喷剂

森林浴般的香气
让蚊虫不敢靠近

蒸馏水	45 ml
酒精	1小匙
✍罗汉柏	20滴

罗汉柏精油的香气让人仿佛置身于森林。罗汉柏是有助于驱除蚊虫的精油。虽然尤加利精油及柠檬香茅精油对驱虫也很有效，但罗汉柏精油的香味更加柔和。可以制成除虫喷剂来使用！

RECIPE.7
杀菌喷剂

杀菌效果很好
可用来制作房间喷雾

蒸馏水	45 ml
酒精	1小匙
✍日本柳杉	12滴
✍日本冷杉	8滴

日本冷杉精油及日本柳杉精油是具有杀菌作用的精油。请参考164页的方法做成喷剂使用吧。使用完厨房或浴厕时喷一下，或在鞋子里喷洒一些。当然，喷洒在房内也是完全没问题的！

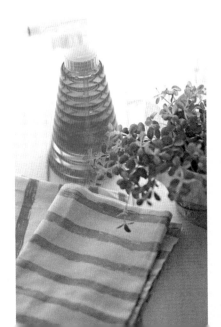

足部反射区

　　足部反射区与人体的各个器官相对应，通过适度的刺激可以激发人体的自愈能力，从而对目标位置起到调理的作用。在第7章中会介绍利用此反射区所做的芳香理疗。

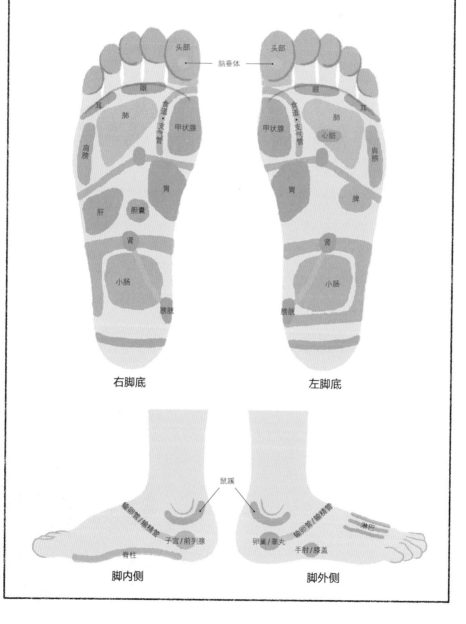

右脚底　　　　　　　左脚底

脚内侧　　　　　　　脚外侧

第7章

解决身心烦恼的
107种芳香疗法处方笺

Aromatherapy for mental and physical condition

本章为大家具体介绍了可以帮助大家保持身心健康的芳香疗法，

告诉大家在出现什么症状的时候，

可以使用怎样的精油，以及如何使用等问题。

请从这些配方当中，挑一个简单易入手的配方开始实践吧！

解决心理烦恼

有没有一种香味，能让你回想起过去的快乐时光，让你瞬间安定下来或充满精神？施行芳香疗法时，之所以要以自己喜欢的味道为主，是因为跟香味连接的美好回忆会给身心带来积极的影响。

大脑边缘系统

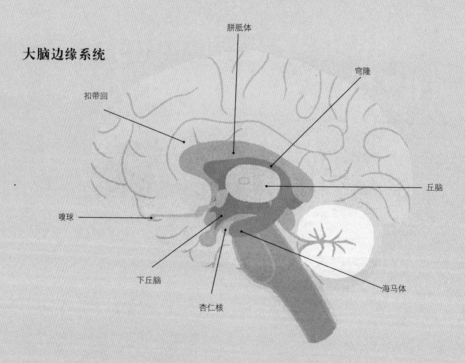

胼胝体

穹隆

扣带回

丘脑

嗅球

下丘脑

杏仁核

海马体

香味会刺激储存记忆的海马体

香味会刺激嗅觉细胞发出信号，传送至大脑边缘系统，而大脑边缘系统里有储存记忆的区域——海马体，因此香味会让我们联想起过去的经历。近来也有研究认为，香味能够刺激大脑边缘系统，激活因痴呆而衰退的大脑机能。芳香疗法不仅能改善认知机能，还能调整生活节奏、维持内心的平衡，可以广泛运用于日常生活。

压力过大

消除压力、完全放松，就从营造轻松的氛围开始。选一种喜爱的香味，再把灯光稍微调暗一些，播一首自己喜欢的音乐，打造一个能让自己舒心宁神的空间。

推荐的精油

甜橙
罗马洋甘菊
天竺葵
橙花
乳香
薰衣草
玫瑰
奥图玫瑰

RECIPE.1

芳香浴

从小孩到长辈，全家一起享受

甜橙	4滴
薰衣草	1滴

清新又带有一点甘甜的甜橙精油是广受人们喜爱的一种经典精油，任谁对它都没有抵抗力，对于芳疗新手而言也容易上手。再加上能安定情绪的薰衣草精油，这两种安全性高的精油，很适合与小孩一起使用。

RECIPE.2

沐浴·全身浴

仿佛森林浴般的沐浴享受

天然盐	2大匙
罗马洋甘菊	1滴
柏树	2滴
乳香	2滴

这里给出的每种精油都有自己特殊的个性，但调和在一起却有十分和谐的香气。柏树精油与乳香精油能给人森林浴般的感受，两者调和后适度的甘甜味连男性也会喜欢。

RECIPE.3

吸入

想要缓和紧张焦躁时

罗马洋甘菊	1滴
薰衣草	1滴

小朋友也能安心使用的罗马洋甘菊精油搭配舒压精油的代表薰衣草精油，可以镇静焦躁不安的情绪，舒缓心情，对精神压力造成的头痛也有缓解的效果。如果不喜欢罗马洋甘菊精油的气味，可以多滴两滴薰衣草精油调和。

RECIPE.4

按摩（身体）

鲜花般的甘甜香气慰抚身心

植物油	20 ml
甜橙	4滴
檀香	1滴
天竺葵	2滴
玫瑰油	1滴

这是带有花朵的香甜的适合女性的混调，放松心情之余，还有一定的美肌作用，在睡前使用更有效。

→ 按摩手法请参考本书附赠的《芳香疗法按摩手册》

难以入眠·失眠

创造一个能将身心切换到睡眠状态的环境吧！浸泡在温水中温暖身体，备妥触感良好的寝具，只要简单的几个动作就能有很好的助眠效果。

RECIPE.1
香薰

打造芬芳卧室　就寝前30分钟

❀甜橙	3滴
❀薰衣草	2滴

这是可以让内心平静的混调。大概在就寝前30分钟就可以燃起香薰灯，但在卧室用火比较危险，可以改用香薰机之类的电器。如果没有香薰机，在纸巾上滴几滴精油，放在枕头底下也可以。

RECIPE.2
香薰

因经前期综合征和绝经综合征睡不着的时候

❀甜橙	3滴
❀天竺葵	2滴

这是甘甜舒压的，受女性喜爱的混调。甜橙有缓和紧张情绪，放松心情的作用；天竺葵则可以调节激素的平衡。因经前期综合征或绝经综合征睡不着时，请一定要试试这款混调精油。

RECIPE.3
沐浴·全身浴

醇厚的甜香，舒缓身心的紧张

天然盐	2大匙
❀罗马洋甘菊	1滴
❀薰衣草	3滴
❀柠檬香茅	1滴

柔和的柠檬香茅搭配甘甜的罗马洋甘菊及薰衣草，闻着随着热气扩散的香味，慢慢地将身体浸泡到热水里，紧张的身心得到舒缓，就能一觉睡到天明。

RECIPE.4
按摩（身体）

醇厚甜香帮助入眠，踏实地进入梦乡

植物油	20 ml
❀依兰	2滴
❀茉莉花	2滴
❀岩兰草	1滴
❀薰衣草	3滴

这是推荐给自信心与自尊心脆弱、容易紧张的人的混调。岩兰草泥土似的香气，让人感觉踏实、有安全感。睡前慢慢地用这款混调精油进行按摩吧。

➡ 按摩手法请参考本书附赠的《芳香疗法按摩手册》

精油大全

专注力不够

推荐的精油

葡萄柚
胡椒薄荷
柠檬
迷迭香

脑袋昏昏沉沉、工作没有效率、新的事物也记不住，这时候就要借助精油的力量提升专注力！让香气来为你加油鼓劲吧！

RECIPE.1
香薰

赶走睡魔，让脑袋清醒

🌿 胡椒薄荷 ················· 2滴
🌿 迷迭香 ··················· 3滴

胡椒薄荷和迷迭香都可以驱走睡意，使头脑清醒。除了在考试或是重要的工作前使用之外，感觉记不住新学的事物、做家务越来越没效率时，也可以试试这款混调精油！

RECIPE.2
香薰

在室内也适用的清新混调

🌿 胡椒薄荷 ················· 1滴
🍋 柠檬 ····················· 4滴

失去冷静、掌握不了做事方法时，心中乱糟糟，注意力无法集中时，这个混调就是你的好帮手。这两种精油的原料都作为食物而为人熟悉，人们对其味道不会有特别的喜恶。特别适合在人多的室内使用，可以让空气更清新。

RECIPE.3
香薰

清爽又温和的香气，提升干劲与注意力

🍊 葡萄柚 ··················· 4滴
🌿 胡椒薄荷 ················· 1滴

把RECIPE.2中的柠檬改成葡萄柚，就能享受不一样感觉的香气。在胡椒薄荷的清新香气提升专注力的同时，葡萄柚温和的香气会给人积极的力量，让工作动力源源不断。

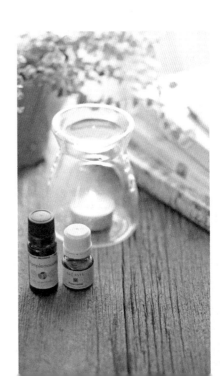

第7章 解决身心烦恼的107种芳香疗法处方笺

效率差

推荐的精油

甜橙
葡萄柚
杜松
胡椒薄荷
香柠檬
尤加利
柠檬
迷迭香

想要挑战各样事务，就需要有充足的精力。柑橘类或是香草类精油的香气，可以给人带来元气及干劲。

RECIPE.1
香薰

提振精神时　想要转换心情，

胡椒薄荷 ································· 1滴
香柠檬 ································· 4滴

这是个对于恢复精神效果极佳的混调。香柠檬具有让人更加乐观的作用，加上清新的胡椒薄荷，效果更好，利用香薰机让整个空间充满这种香气，能改变环境，心情也会随之转换。

RECIPE.2
沐浴·全身浴

改变忧郁的心情，积极向上

天然盐 ································· 2大匙
葡萄柚 ································· 3滴
杜松 ································· 2滴

葡萄柚精油给予人活力，提振精神；杜松则净化空气，维持活力。这个混调具有改变忧郁心情的效果，稍感失落的时候，可以用它来安定情绪，恢复积极。

RECIPE.3
吸入

微微甘甜的柑橘类混调

甜橙 ································· 1滴
香柠檬 ································· 1滴

将两种柑橘类的精油混调在一起，甘甜美味的香气让人开朗积极，干劲提升。滴几滴在纸巾上，闻一闻，就有很好的效果，也适合用于香薰。

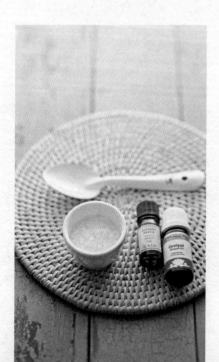

心情不佳

推荐的精油

甜橙
鼠尾草
葡萄柚
香柠檬
柠檬
奥图玫瑰

可以的话，每一天都想带着笑容，活力充沛地度过。不过难免会有沮丧的时候，这时就可以使用以柑橘类为首的精油，把心情切换到开朗的一面。

RECIPE.1
香薰

感到沮丧的时候

- 甜橙 ·························3滴
- 奥图玫瑰 ····················2滴

甜橙给人光明的印象，奥图玫瑰则可以疗愈悲伤的心。因为一些事情感到沮丧失落的时候，推荐使用这个混调。它会散发能够安定心神的香味，能让你回想起自己的笑容。

RECIPE.2
香薰

温柔甘甜的香气，提升幸福感

- 鼠尾草 ·······················1滴
- 橙花 ·························1滴
- 香柠檬 ·····················3滴

鼠尾草是可以给人幸福感的精油；橙花可以缓解压力，让人感到心情平和；香柠檬则有"天然的抗忧郁药"之称，是想要放松心情时的必备精油。这个混调有着较甜的香气，可以使人心情愉悦，受到许多人的喜爱。

RECIPE.3
沐浴·全身浴

洗掉负面情绪的沐浴时光

- 天然盐 ·····················2大匙
- 甜橙 ·························3滴
- 天竺葵 ·····················2滴

甜橙和香柠檬一样，是想要让心情开朗时不可或缺的精油。天竺葵有着平稳内心的效果，可以带来心灵的安定。舒适地浸泡在热水里，让负面情绪随着水流流走吧！

RECIPE.4
吸入

让人开朗有朝气的果香混调

- 葡萄柚 ·····················1滴
- 香柠檬 ·····················1滴

这个混调的美味香气，可以放松心情。柑橘类的香气是普遍受到大家喜爱的，所以在人多的地方也能安心使用。只是，不论是葡萄柚精油还是香柠檬精油都会很快挥发，香气马上就会消失，所以当香味变淡的时候记得补充精油。

第7章

解决身心烦恼的107种芳香疗法处方笺

情绪不太平稳

不安、烦恼、嫉妒心、犹豫……动摇的内心也会给身体带来不好的影响。利用能让自己冷静下来的香气，回归到内心平稳的日子。

RECIPE.1
香薰

消除嫉妒与不安
温柔的花香，

薰衣草	3滴
奥图玫瑰	2滴

不论薰衣草精油还是奥图玫瑰精油，都能消除不安，放松心情。这是具有花香味的混调。甘甜的花香味特别能疗愈女性的心，因男女关系而产生嫉妒心时，或者因为另一半的事情感到不安时，特别推荐使用这款混调精油。

RECIPE.2
香薰

男女都喜欢的清新混调

乳香	2滴
薰衣草	3滴

乳香常用于宗教仪式中，它可以消除孤独、寂寞和不安的感觉以及怒气，带来内心的平静。薰衣草是想放松时会第一个想到的精油。这款混调精油有着清新的香味，不论男女都会喜欢。

RECIPE.3
沐浴·全身浴

深呼吸，让大脑放空

天然盐	2大匙
依兰	1滴
乳香	1滴
薰衣草	3滴

用薰衣草消除紧张感，依兰镇定情绪，乳香唤回平常心，通过深呼吸，慢慢地让心安定下来。因为工作、家务或育儿等事务感到身心俱疲，想要疗愈身心时，花点时间用这款精油进行精油浴吧。

RECIPE.4
按摩（身体）

受到惊吓、思路紊乱时

植物油	20 ml
甜橙	5滴
丝柏	1滴
橙花	2滴

甜橙能让心胸开朗，丝柏让人感到踏实，而橙花能安抚我们受惊的心。烦躁的时候请一定要试试这款混调精油。

➔ 按摩手法请参考本书附赠的《芳香疗法按摩手册》

精油大全

想制造浪漫氛围

推荐的精油

依兰
日本扁柏
茉莉花
广藿香
奥图玫瑰

被工作追着跑，满怀压力，年纪越来越大，你能享受的和另一半在一起的悠闲时光也越来越少。偶尔利用甘甜的香气，好好享受两人时光吧！

RECIPE.1
香薰

想增添女人味更有魅力时

🦋天竺葵	3滴
🌹奥图玫瑰	2滴

天竺葵精油可以调节雌激素，奥图玫瑰被认为是可以增添女人味的精油。这两种精油的混调，能激发女性魅力，对年纪稍长的女性特别有帮助。

RECIPE.2
香薰

适合工作压力大的男性舒压良伴

🦋依兰	2滴
🦋丝柏	3滴

依兰可以提升情欲，丝柏有舒压的效果，对于精神压力所引起的性欲减退亦有很大的帮助。因为工作繁忙无法和另一半好好相处而苦恼的男性，请务必试试这款混调精油。

RECIPE.3
香薰

利用醇厚甘甜的混调，沉浸在催情的氛围里

🦋依兰	2滴
🦋丝柏	2滴
🌹茉莉花	1滴

在RECIPE.2里加入茉莉花，添加甘甜香味，增加催情作用。深具女人味的花香，有调节内分泌的效用。利用灯光、音乐以及香气的魔力，让两人相处的时间更有浪漫氛围。

RECIPE.4
按摩（身体）

缓解压力，催动情欲

植物油	20 ml
🦋广藿香	5滴
🌹奥图玫瑰	3滴

缓解精神压力、让心放松的广藿香以及给人幸福感、让人可以率直表达情感的奥图玫瑰，两者的混调能够帮助诱发彼此的情欲。

→ 按摩手法请参考本书附赠的《芳香疗法按摩手册》

第7章

解决身心烦恼的107种芳香疗法处方笺

解决压力过大带来的烦恼

在社会中，与人交际，无论是谁或多或少都会有一些压力，压力可以说是活着的证明，若完全没有压力也不是件好事。为了能够顺利地与人来往，切换交感神经及副交感神经的"开关"就很重要。

交感神经占优势的状态

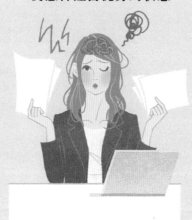

→血压上升、心跳及呼吸次数增加，引起肠道蠕动低下，导致流汗、消化不良、便秘等。

副交感神经占优势的状态

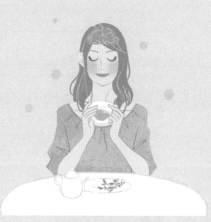

→心跳及呼吸次数减少，唾液及胃液的分泌量增加，促进排尿和排便，肠道的蠕动等更加活跃。

利用芳香疗法，顺利切换

交感神经是我们活动时运作的自主神经，而副交感神经是我们静下来时运作的自主神经。白天活动的时候，交感神经处于优势；夜晚在家放松时则会自然切换成副交感神经占优势的状态。可是当压力过大的时候，这种切换的机能就无法正常运作，身心会承受太多负担而失去平衡。让芳香疗法成为简单又有效的"开关"，一回家你就可以利用喜欢的香气来进行香薰，或是享受一个舒适的芬芳浴。通过芳香的帮助，与压力好好地相处吧！

头痛·偏头痛

<table>
<tr><td>推荐的精油</td></tr>
<tr><td>葡萄柚</td></tr>
<tr><td>胡椒薄荷</td></tr>
<tr><td>尤加利</td></tr>
<tr><td>薰衣草</td></tr>
<tr><td>柠檬</td></tr>
</table>

用眼过度或肩颈的肌肉紧张，导致血液循环不好、刺激到神经等，就会引起头痛、偏头痛。使用具有镇痛作用的精油可以有效缓解头痛症状。

RECIPE.1

吸入

缓解头痛及偏头痛的典型混调精油

🌿 胡椒薄荷 ························ 1滴
🌿 薰衣草 ·························· 1滴

___

胡椒薄荷清新的柔和芳香可以让脑袋清醒，薰衣草则有缓解疼痛的效用。希望大家可以在因紧张和疲劳而出现头痛或偏头痛时试一试这款混调精油。

RECIPE.2

吸入

缓解压力过大引起的头痛或偏头痛

🌿 葡萄柚 ·························· 1滴
🌿 柠檬 ···························· 1滴

___

有头痛及偏头痛的人真的不少。感觉头要痛起来时，在纸巾上滴几滴这款混调精油，闻一闻吧！虽然这两个精油都没有镇痛的效果，但其舒缓放松的效果很好，能缓解压力过大引起的头痛或偏头痛。

RECIPE.3

按摩（身体）

眼睛疲劳、肩颈肌肉紧张引起的头痛

植物油 ·························· 20 ml
🌿 薰衣草 ·························· 4滴
🌿 尤加利 ·························· 2滴
🌿 迷迭香 ·························· 2滴

___

眼睛疲劳和肩颈肌肉紧张引起的头痛可以利用按摩来缓解，请家人帮忙按摩后脑到肩颈的肌肉，效果会更好。这款混调精油可以促进血液循环、镇痛，对于缓解感冒引发的头痛也有帮助。

RECIPE.4

按摩（身体）

缓解消化不良引起的头痛

植物油 ·························· 20 ml
🌿 胡椒薄荷 ························ 4滴
🌿 柠檬香茅 ························ 4滴

___

有时候压力过大导致的消化不良会引发头痛，这时可以从心窝处开始，把腹部轻柔地涂抹一遍精油。但香味太强烈的话可能会让头更痛，所以请小心使用。

眼睛疲劳

推荐的精油

薫衣草
奥图玫瑰

眼睛疲劳、头痛、肩膀酸痛严重的话，也有可能导致恶心想吐。若能定期让眼睛休息，进行简单的精油保健，可以让症状不恶化。

RECIPE.1
热敷

消除疲劳

用温热的湿巾敷眼皮

🌿薫衣草 ························· 2 ~ 3滴

使用具有良好舒压效果的薫衣草精油，参考第26页的做法，进行热敷。如果眼睛容易疲劳，购买薫衣草或玫瑰的纯露，再用棉布做成湿巾则更简单方便。

RECIPE.2
按摩（脸部）

刺激眼睛周围的穴位及脚底的反射区

植物油 ···························· 5 ml
🌿薫衣草
🌹奥图玫瑰（择一）
·······························1滴

将按摩油倒在手上，在眼睛周围进行按摩，刺激能缓解眼睛疲劳的穴位，或者按摩脚底的反射区。刺激反射区很简单，推荐用眼过度的人试试看。

对缓解眼睛疲劳有效的穴位

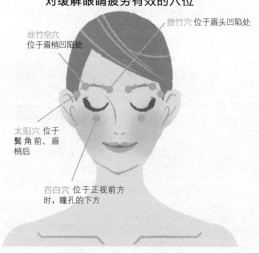

攒竹穴 位于眉头凹陷处

丝竹空穴
位于眉梢凹陷处

太阳穴 位于鬓角前、眉梢后

四白穴 位于正视前方时，瞳孔的下方

眼睛的反射区

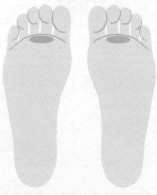

使用指腹按压穴位及反射区，慢慢地加强力道。按压3 ~ 5秒钟，再慢慢收力。重复按压3次。

精油大全

疲惫

因压力引起的精神疲劳和长时间劳动等引起的身体疲劳，都可以通过舒舒服服地泡个热水澡来缓解。

RECIPE.1
沐浴·全身浴

天然盐	2大匙
葡萄柚	3滴
尤加利	2滴

身体有强烈的疲劳感时

如果觉得身体的疲劳囤积不消的话，就试试这个配方。葡萄柚有让身心更有活力的作用，给人以幸福感，让人更加清醒；尤加利清爽的香味也能提升干劲。这个混调也适合在早晨泡澡时用。

RECIPE.2
吸入

柠檬香蜂草	1滴
奥图玫瑰	1滴

精神疲劳挥之不去时

精神疲劳越强烈，使用芳香疗法就越有效。对于消除精神疲劳，柠檬香蜂草及奥图玫瑰精油都得到了很好的评价。先将精油滴在纸巾上，再用纸巾捂住口鼻深呼吸，将香气都吸进体内吧！

RECIPE.3
按摩（身体）

植物油	20 ml
胡椒薄荷	1滴
柠檬	4滴
迷迭香	3滴

疗愈心灵的按摩油

这个混调可以疗愈承受过多压力的内心，让人恢复精神，更有元气。让家人帮忙按摩背部，会更有效果。如果只想放松身体某一部位，也可以进行局部按摩。

➡ 按摩手法请参考本书附赠的《芳香疗法按摩手册》

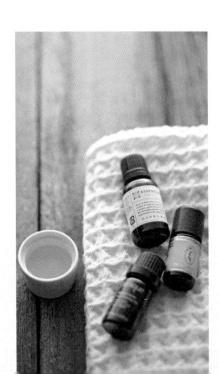

肩膀僵硬・肩膀酸痛

推荐的精油

葡萄柚
杜松
马郁兰
黑胡椒
胡椒薄荷
尤加利
薰衣草
迷迭香

长时间的计算机作业或是血液循环不好都会造成肩膀酸痛，适度地动一动身体，舒展紧绷的肌肉，让身体放松是改善肩膀状态的第一步。

RECIPE.1
沐浴・全身浴

身心紧张时／肌肉紧绷

天然盐	2大匙
马郁兰	3滴
薰衣草	2滴

马郁兰可以缓解肌肉的紧张，薰衣草可以缓解精神上的紧张，精神放松后身体也会跟着放松下来。这个配方中，无论哪个精油都有镇痛及促进血液循环的作用，如果能再加上尤加利和黑胡椒，效果更是加倍。

RECIPE.2
热敷

肩膀酸痛者必备的精油

杜松	
薰衣草	
迷迭香（择一）	3滴

杜松可以促进新陈代谢；薰衣草有良好的舒压效果；疼痛难耐时可以将三种精油混调，进行热敷。

RECIPE.3
按摩（身体）

肩膀酸痛伴随刺痛

植物油	15 ml
胡椒薄荷	1滴
尤加利	2滴
薰衣草	3滴

这是具有清凉感的混调。每个精油都有镇痛效果，对于缓解肩膀酸痛十分有效。泡过澡之后，参考115页的方法来放松肌肉吧！

RECIPE.4
按摩（身体）

长期肩膀酸疼

植物油	15 ml
葡萄柚	2滴
马郁兰	2滴
黑胡椒	1滴
迷迭香	1滴

和RECIPE.3的混调精油比起来，这款混调的香味更加清凉有劲。长期肩膀酸痛的人，可以试试这一款混调，不仅仅按摩肩膀，连背部也一起按摩的话会更有效。

改善肩膀酸痛的按摩方法

肩膀酸痛时，按摩要多用点力，注意肌肉的分布。

不方便按摩时，自己前后左右转动脖子，伸展一下，同样简单又有效。

芳香按摩的基本技巧在本书附赠的《芳香疗法按摩手册》中有详细说明。

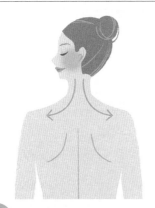

1 从后颈按摩至肩部

将按摩油倒在手上，以四根手指从颈部后方向肩膀按摩。

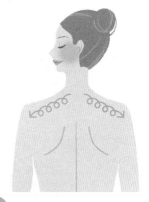

2 按揉肩部

四根手指以画圈的方式，稍稍施力，按揉肩膀。

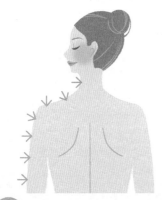

3 从颈部按揉至上臂

用揉捏的方式按摩颈部、肩膀、上臂。

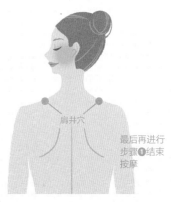

肩井穴

最后再进行步骤❶结束按摩

4 按压肩部的穴位"肩井穴"

按压位于脖子根部的肩井穴。慢慢地用力，按压3～5秒。

芳香疗法处方笺
解决循环系统烦恼

想要解决循环系统的烦恼，就要先了解身体的循环系统。想改善畏寒、易浮肿的体质，促进血液以及淋巴的循环是很重要的。淋巴扮演着排出体内老旧废物的重要角色，有意识地对淋巴进行芳香按摩，保健的效果也会提升。

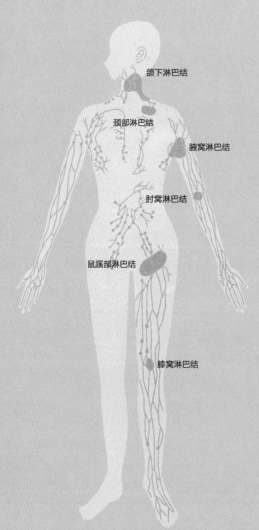

颌下淋巴结

颈部淋巴结

腋窝淋巴结

肘窝淋巴结

鼠蹊部淋巴结

膝窝淋巴结

利用芳香按摩改善血液及淋巴循环

淋巴液是体液的一种，经淋巴管散布全身。其主要的功能在于排出体内老旧废物，击退细菌、病毒等。淋巴管汇集的部位称作淋巴结。

如果淋巴液流动不良的话，老旧废物就会滞积在体内而招致各种身体不适。要改善淋巴及血液的循环，芳香按摩是容易上手又有效的方法，推荐使用杜松等能够促进新陈代谢的精油。

畏寒

推荐的精油

马郁兰
黑胡椒
薰衣草
迷迭香

近几年，有畏寒问题的男性也逐渐增多。适度运动可以促进血液循环。
均衡的饮食也很重要！

RECIPE.1
沐浴·手浴或足浴

温暖身体末梢，促进血液循环

🌿迷迭香 ····················· 3滴

迷迭香有促进血液流动、温暖身体的功效。通过手浴或足浴来温暖身体的末梢，全身的血液循环变好后自然能够改善畏寒体质。

RECIPE.2
沐浴·手浴或足浴

加强温暖身体的效果

🌿迷迭香 ····················· 2滴
🌶黑胡椒 ····················· 1滴

黑胡椒这种辛香类的精油有良好的温暖身体的效果，加入一滴，就能让RECIPE.1的配方的效果加倍。只使用黑胡椒精油也可以，不过味道会比较辛辣，这一点要注意。

RECIPE.3
沐浴·全身浴

仿佛刚泡完温泉般温暖的身体

天然盐 ····················· 2大匙
🌿马郁兰 ····················· 1滴
🌿薰衣草 ····················· 2滴
🌿迷迭香 ····················· 2滴

这是能促进血液循环的精油配方。畏寒体质的人，平常不要只冲澡，好好地泡个热水澡十分必要。

RECIPE.4
按摩（身体）

使用能温暖身体的精油来按摩四肢

植物油 ····················· 20 ml
🍊葡萄柚 ····················· 4滴
🌶黑胡椒 ····················· 1滴
🌿迷迭香 ····················· 3滴

葡萄柚可以刺激交感神经、燃烧脂肪，使身体更加温暖。黑胡椒及迷迭香亦有温暖身体的作用。以四肢为主来进行按摩，是改善畏寒体质的重点。

第7章　解决身心烦恼的107种芳香疗法处方笺

腿部浮肿

血液及淋巴液流动不畅，体内多余的水分及老旧废物滞留的话就会造成腿部浮肿。加强运动或利用沐浴温暖身体，促进血液循环吧！

推荐的精油

葡萄柚
丝柏
日本扁柏
杜松
天竺葵

 RECIPE.1
沐浴・足浴

让血液循环变好的足浴

葡萄柚	2滴
天竺葵	1滴

葡萄柚可以刺激淋巴液流动，也能促进体内毒素及多余水分的排出；天竺葵则有调节体液平衡的作用。若再加一滴杜松精油，效果会更好，添加杜松精油时，葡萄柚和天竺葵精油各使用1滴即可。

 RECIPE.2
按摩（身体）

每天按摩膝盖以下的部位就能改善浮肿

植物油	20 ml
葡萄柚	3滴
丝柏	2滴
杜松	3滴

使用三种可以促进血液及淋巴液循环的精油，并参考119页来进行腿部按摩。就算不完成所有的步骤，只做步骤①②也有效果。每天持续做才能更有效率地改善浮肿。

 RECIPE.3
按摩（身体）

平衡激素，对付月经前的腿部浮肿

植物油	20 ml
甜橙	4滴
丝柏	2滴
天竺葵	2滴

月经前腿部浮肿，一般认为是因为激素的变化而引起的经前期综合征的症状之一。对于这样的浮肿，建议使用调节体内分泌的混调配方。一边享受香气一边按摩吧！

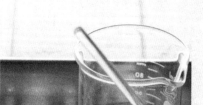
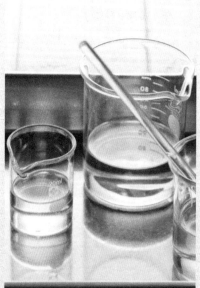

精油大全

改善腿部浮肿的按摩方法

腿部的按摩从脚踝往上向大腿根部进行。

芳香按摩的基本技巧在本书附赠的《芳香疗法按摩手册》中有详细说明。

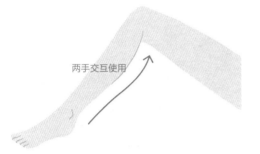

两手交互使用

① **将按摩油涂抹在小腿上**

把按摩油倒在手上，从脚踝往大腿涂抹，涂满整条腿。再从脚踝开始，沿着小腿仔细把按摩油涂抹均匀。

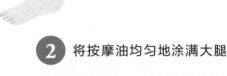

前面、侧面、后面，整体涂抹

② **将按摩油均匀地涂满大腿**

从膝盖向大腿根部，用手掌将按摩油均匀地涂满大腿。

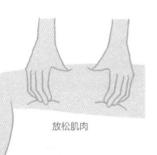

放松肌肉

③ **按揉大腿**

用双手按揉大腿。

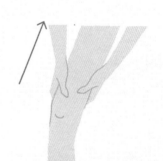

最后再从脚踝按摩到大腿，结束整个按摩

④ **按摩大腿前侧**

用双手握住大腿，拇指稍微施加力量，从膝盖向大腿根部按摩，按摩大腿前侧。

调节血压

推荐的精油

低血压适用：
迷迭香
高血压适用：
依兰
马郁兰
薰衣草
柠檬

所谓血压，系从心脏输送出的血液流遍全身时，在动脉内侧所测量到的压力。高血压容易引起严重疾病，必须向医生咨询。

精油大全

RECIPE.1
香薰

首选迷迭香 改善低血压

🌿迷迭香 ······················· 1 ～ 5滴

提升血压的精油就属迷迭香。不少人的低血压都是由生活习惯不良及压力过大而引起的，对于这些人来说，最重要的便是正常规律地生活。早起沐浴朝阳，白天活动，夜晚安稳睡眠，请尽量维持这样的生活模式。

RECIPE.2
香薰

就选薰衣草及柠檬 改善高血压

🌿薰衣草 ·························· 2滴
🍋柠檬 ···························· 3滴

薰衣草和柠檬有降低血压的效用，适合用来进行芳香浴。将天然盐（2大匙）加上薰衣草精油（3 ～ 5滴）制成浴盐，在沐浴时使用，也是不错的选择。

RECIPE.3
沐浴·全身浴

最解压的芳香浴 疗愈身心

天然盐 ·························· 2大匙
🦋依兰 ···························· 1滴
🌿马郁兰 ·························· 1滴
🍃薰衣草 ·························· 1滴

这个混调使用了可以降低血压的精油，解压效果也很好。高血压的人要避免极度的紧张以及过度的压力。繁忙的一天结束之后，请利用沐浴来放松身心。

RECIPE.4
吸入

缓解眩晕

🌿胡椒薄荷 ······················ 1滴
🌿迷迭香 ························ 1滴

日常生活中容易感到眩晕的人，尤其是起身时容易感到眩晕的人，一方面站起时，动作不要太快，慢慢地站起来；另一方面可以常备一些能促进血液循环的精油，必要时滴在纸巾上吸入。

治疗痔疮

推荐的精油

丝柏
薄荷
薰衣草
柠檬

很多痔疮都是由生活习惯不良而引起的。粪便坚硬的时候、排便困难的时候，都需要改善消化系统。

RECIPE.1
沐浴·全身浴

进行选择 根据具体症状

🌿 薰衣草
🌿 丝柏（择一）
……………………… 2滴

把热水加进较大的洗脸盆或是婴儿用的洗澡盆，肛裂者滴入薰衣草精油，有痔疮者就滴入丝柏精油，再将屁股浸泡于热水中。

RECIPE.2
手作软膏

一天数次涂抹于患部

植物油……………………… 20 ml
蜂蜡……………………………… 4 g
🌿 丝柏……………………… 2滴
🌸 柠檬……………………… 2滴

用以上几种具有收敛作用的精油做成的软膏，适合痔疮患者使用。用洗净的手将软膏涂抹于患部即可。

治疗冻疮

推荐的精油

马郁兰
黑胡椒
柠檬
迷迭香

产生冻疮的主要原因在于血液循环不良。在寒冷季节容易产生此症，留心不要让手脚太过冰冷。

RECIPE.1
沐浴·手浴或足浴

温冷浴能促进血液循环

🌿 黑胡椒
🌸 柠檬
🌿 迷迭香（择一）
……………………… 3滴

准备一盆热水，一盆冷水，在两盆水中都滴入精油，然后交互浸泡。温冷浴是有效促进血液循环的方式。热水和冷水各浸泡大约30秒即可。

RECIPE.2
按摩（身体）

对患部进行按摩 身体暖和后，

植物油……………………… 15 ml
🌿 马郁兰……………………… 2滴
🌸 柠檬……………………… 2滴
🌿 迷迭香……………………… 2滴

这个配方使用了对血液循环有益的精油。温暖身体后，在患部涂抹混调好的精油来进行按摩。

解决免疫系统、呼吸系统烦恼

免疫系统是让我们不生病的人体防御系统，这个系统一旦出问题了，就无法防止病毒及细菌侵入体内，人就容易生病。均衡饮食及规律生活是维持免疫系统功能健全的第一步。让我们先来看看关于胸腺及T细胞的知识。

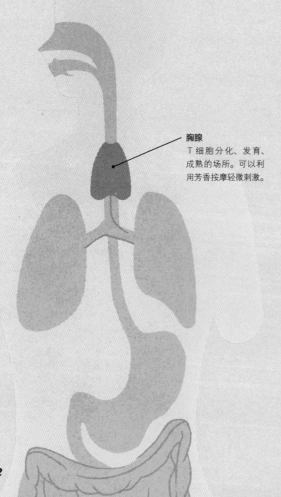

胸腺
T细胞分化、发育、成熟的场所。可以利用芳香按摩轻微刺激。

利用芳香按摩刺激胸腺，提高免疫力

T细胞是破坏被病毒感染的细胞，指挥人体免疫系统的重要存在。而T细胞发育的主要场所，是位于胸骨后方的胸腺，芳香按摩被认为可以通过刺激胸腺来提升免疫力。轻轻地在胸腺的四周涂抹按摩油之后，以中指、食指、无名指三指轻敲胸腺的周围。另外，当我们的身体有发热及发炎的症状时，就表明身体正处于"战斗状态"，我们体内的防御系统正在发挥作用，击退入侵的病毒或细菌。

普通感冒·流行性感冒

推荐的精油

茶树
黑胡椒
尤加利
薰衣草

良好的日常生活习惯，对于普通感冒和流感的预防有很大的帮助。
活用具有杀菌作用的精油来预防感冒吧！

RECIPE.1
香薰

预防感冒 / 杀除空气中的细菌，

🍊葡萄柚

🌿茶树

🌸薰衣草

🍋柠檬（择一）

……………………5滴

流感盛行的时期在10月到次年3月，时间很长。可以在配方上做点变化，不需要一直使用同样的精油。可以加入尤加利精油等来调节香味。

RECIPE.2
沐浴·全身浴

泡澡时也可使用 / 有杀菌作用的精油，

天然盐……………………2大匙

🌿茶树……………………2滴

🌸薰衣草…………………3滴

使用具有杀菌作用的精油进行芳香浴来预防感冒吧！这个配方中的每个精油不管男女老少都适用。混调在一起改变一下心情也不错哦！

RECIPE.3
按摩（身体）

每天按摩，不感冒

植物油……………………20 ml

🌿茶树……………………3滴

🌶黑胡椒…………………1滴

🌿尤加利…………………4滴

预防感冒及流感就从培养不易感染的身体做起。每天按摩对提升免疫力很有帮助，再辅以这三种杀菌能力强的精油会更有效果。把精油倒在手上，涂抹在喉咙、脖子、胸部、背部等处！

RECIPE.4
按摩（身体）

为孩童按摩 / 柔和的香味适合

植物油……………………20 ml

🌿茶树……………………1滴

🌸薰衣草…………………2滴

🌿尤加利…………………1滴

为小孩子按摩时，薰衣草精油的用量在大人的一半以下。涂抹在喉咙、脖子、胸部、背部等处。

喉咙痛・咳嗽

推荐的精油

马郁兰
茶树
乳香
尤加利
薰衣草

细菌及病毒增殖，可引起黏膜发炎，导致喉咙痛、咳嗽，针对这种情况，使用具有杀菌以及促进深呼吸作用的精油，有助于症状的缓解。

RECIPE.1
香薰

咳嗽不止的夜晚，使用促进深呼吸的精油保健身心

🌿乳香 ·································· 2滴
🌿尤加利 ······························ 1滴
🌸薰衣草 ······························ 2滴

咳嗽不止的夜晚，可以利用香薰灯在寝室内进行香薰。乳香是有益于喉咙黏膜，能促进深呼吸的精油；尤加利有助于炎症的缓解；薰衣草则可以缓解呼吸系统疾病。滴1~2滴精油在纸巾上放在枕边也可以。

RECIPE.2
吸入

咳嗽的时候，把精油滴在纸巾上来吸入

🌿马郁兰 ······························ 1滴
🌸薰衣草 ······························ 1滴

马郁兰可以缓解咳嗽，薰衣草有缓解压力的效用。咳嗽时应避免使用洗脸盆吸入蒸汽的方式，改成滴在纸巾上来吸入，这样还能缓和因为咳嗽而焦躁的情绪。

RECIPE.3
按摩（身体）

按摩颈部、肩膀及胸口

植物油 ······························ 20 ml
🌿马郁兰 ······························ 2滴
🌿乳香 ·································· 1滴
🌿尤加利 ······························ 2滴
🌸薰衣草 ······························ 3滴

这是能让呼吸系统放松的混调。先从颈部按摩到肩膀，然后按摩胸口，能够按摩到背部当然更好！这个配方对患有哮喘的人亦有帮助。

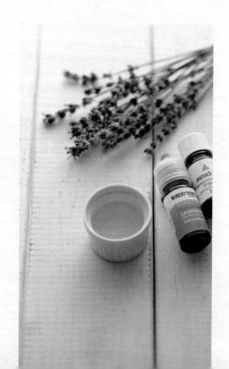

免疫力低下

推荐的精油

德国洋甘菊
茶树
尤加利
柠檬

平时注意提升免疫力，就能打造一个不易生病的身体。每天泡澡或进行简单的按摩，尽量维持这样的习惯吧！

RECIPE.1
沐浴·全身浴

沐浴的同时，利用提振精神的香气为身心注入元气

天然盐 ·········· 2大匙
尤加利 ·········· 3滴
柠檬 ·········· 2滴

尤加利带给人能量，柠檬则可以促进肝脏、胆囊等消化系统器官的运作。通过清新的香气，提振精神吧！不过柠檬对皮肤有一定程度的刺激，请注意用量。

RECIPE.2
沐浴·全身浴

无力时使用，提升能量

天然盐 ·········· 2大匙
茶树 ·········· 5滴

在芳香疗法当中，茶树精油常用来预防流感等传染病。虽然茶树精油效果良好，但如果觉得它香味太强烈的话，改成茶树精油2滴、薰衣草精油3滴的配方也没问题，这样调配出的精油，香气比较温和、亲切。

RECIPE.3
按摩（身体）

温柔地涂抹在胸部周围，轻轻刺激胸腺

植物油 ·········· 15 ml
柠檬 ·········· 4滴
茶树
尤加利（择一）
·········· 2滴

关于胸腺的知识已经在122页介绍过，请重视它并进行按摩吧！从锁骨到胸部，以画圈的方式来涂抹，用食指、中指、无名指三指轻敲胸腺的四周。每天都进行的话，效果会更好。

RECIPE.4
按摩（身体）

每天按摩，打造不易生病的身体

植物油 ·········· 15 ml
德国洋甘菊 ·········· 1滴
柠檬 ·········· 5滴

常被用来抑止发痒及发炎的德国洋甘菊精油，提升免疫力的效果也广为人知。按摩的方法同RECIPE.3，将按摩油涂抹在胸部并刺激胸腺。如果还有余力的话，也可以对其他部位进行按摩。

流鼻涕·鼻塞

有些流鼻涕、鼻塞、打喷嚏的症状是由对植物的过敏引起的，比方说对杉树、柏树、水稻、杂草等过敏。可以通过均衡饮食以及适度运动，配合这里介绍的芳香疗法来改善过敏体质！

RECIPE.1
沐浴·全身浴

消解烦躁的情绪 悠闲地泡澡，

天然盐 ························ 2大匙
🌿罗马洋甘菊 ················ 1滴
🌿尤加利 ···················· 3滴

尤加利对呼吸系统有益；容易过敏的季节，可以利用罗马洋甘菊的柔和香气来减轻不适和压力。舒适地享受一个芳香浴，用鼻口深吸香气。

RECIPE.2
吸入

减轻焦躁与烦闷 对花粉症有效的三大精油，

🌿茶树
🌿胡椒薄荷
🌿尤加利（择一）
··························· 1～2滴

这三种精油都有镇静消炎，使呼吸畅通的功效。滴1～2滴在纸巾上，吸入香气，脑袋变清醒的同时，花粉症造成的烦躁感也会减轻许多。

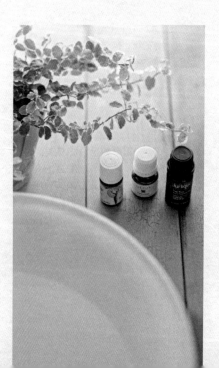

RECIPE.3
口罩喷雾

呼吸就能畅通 在口罩上喷一喷，

蒸馏水 ······················ 30 ml
酒精 ······················ 1/2小匙
🌿胡椒薄荷 ·················· 1滴
🌿尤加利 ···················· 2滴
🌿薰衣草 ···················· 3滴

参考23页，使用对流鼻涕、鼻塞等呼吸系统问题有疗效的精油制成喷雾，摇一摇，在口罩外侧喷一两下，柔和的香气能让呼吸畅通。

从
鼻
头
往
两
耳
下
方
按
摩

RECIPE.4
按摩（脸部）

植物油	10 ml
茶树	1滴
薰衣草	1滴

按摩脸部也有缓解过敏症状的效果，以中指及无名指，从鼻头开始往两耳下方按摩。如果没有时间用精油按摩，那就在护肤的时候顺便按几下！

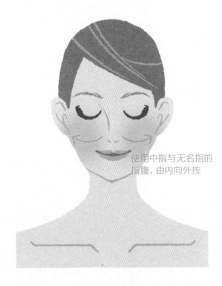

使用中指与无名指的指腹，由内向外按

给
身
体
最
清
爽
的
呵
护

RECIPE.5
按摩（身体）

植物油	20 ml
胡椒薄荷	1滴
尤加利	3滴
迷迭香	4滴

在这里我建议大家使用香味清爽的混调精油来进行身体按摩，从耳际、脖子到锁骨，按照淋巴液流动的路线来按摩。一边按摩一边将清新香气吸入鼻中，呼吸通畅了，心情也会跟着好起来。

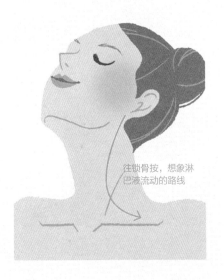

往锁骨按，想象淋巴液流动的路线

第
7
章

解
决
身
心
烦
恼
的
107
种
芳
香
疗
法
处
方
笺

芳香疗法处方笺
解决消化系统烦恼

摄取食物，吸收必要的营养素，再把不必要的东西排出体外，这是消化系统的运作流程。健康的时候这个流程可以顺畅地进行，一旦消化系统的功能因为某些原因紊乱了，就会引起便秘、腹泻等症状。

消化管的名称与作用

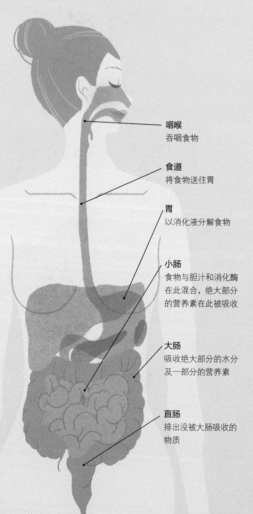

咽喉
吞咽食物

食道
将食物送往胃

胃
以消化液分解食物

小肠
食物与胆汁和消化酶在此混合，绝大部分的营养素在此被吸收

大肠
吸收绝大部分的水分及一部分的营养素

直肠
排出没被大肠吸收的物质

不要只关注症状本身，还要了解病因来进行保健

消化系统是很容易受到精神压力影响的器官。一般认为胡椒薄荷能有效缓解由压力过大引起的腹泻和便秘。在药物治疗中，针对便秘及腹泻会使用不同的药物，但在以"恢复平衡"为主的芳香疗法中，针对这样相反的症状使用相同的精油的情况并不稀奇。如果引起不适的根本原因在于精神压力的话，不仅要改善消化系统的状态，同时还要进行舒压。不仅要了解身体产生的病症，也要着眼于发病的主因！

便秘

便秘有很多原因，想要改善便秘的情况首先就要多喝水，并使用对消化系统有良好保健效果的精油来按摩腹部，以促进排便。

 RECIPE.1
热敷

温暖腹部，舒适放松

🌿 胡椒薄荷 ························ 1滴
🌰 黑胡椒 ························· 2滴

以黑胡椒为首的辛香类精油可以强化肠道的机能，有效改善便秘、胀气的情况。把沾有精油的温热湿巾敷在腹部，放松一下吧！

 RECIPE.2
按摩（身体）

缓解压力过大造成的便秘及腹泻

植物油 ······················ 20 ml
🌰 黑胡椒 ························· 2滴
🌿 胡椒薄荷 ························ 2滴
🍋 柠檬 ························· 4滴

这款混调精油能有效缓解压力过大导致的便秘及腹泻。放轻松，在腹部以画大圆的方式涂抹按摩油。对于常因精神压力过大引发便秘或腹泻的人来说，给自己充足的放松时间，并进行适度的运动十分重要！

 RECIPE.3
按摩（身体）

利用按摩促进肠道蠕动

植物油 ······················ 20 ml
🌼 甜橙 ························· 4滴
🌰 黑胡椒 ························· 2滴
🌿 迷迭香 ························· 2滴

这是一款可以促进肠道蠕动的混调。参考右图，稍微施力画大圆来涂抹按摩油。按压脚底小肠和大肠的反射区也有效！

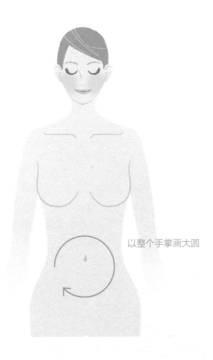

以整个手掌画大圆

129

肠胃不适（消化不良·胀气·胃痛）

推荐的精油

罗马洋甘菊
马郁兰
广藿香
胡椒薄荷
薰衣草
迷迭香

肠胃较弱的人，吃饭的时候要细嚼慢咽，平常注意不要让腹部受寒。按摩腹部的时候不要施力，全程轻柔地涂抹按摩油即可。

RECIPE.1
吸入

感到肠胃不适时就吸入薄荷香气吧

🌿 胡椒薄荷 ····················· 1 ~ 2滴

胡椒薄荷精油能有效缓解消化系统的不适，消化不良、胀气、胃痛的时候，在纸巾上滴1~2滴薄荷精油吸入，清凉的香气可以帮助你缓解肠胃不适。

RECIPE.2
热敷

胃痛时热敷腹部

🌿 马郁兰 ··························· 1滴
🌸 薰衣草 ··························· 1滴
🌿 迷迭香 ··························· 1滴

因胃痛无法按摩的情况下，可以试试用湿巾热敷。把能够缓解消化系统不适的精油滴入湿巾，再用来热敷腹部，可以缓解疼痛，也能使心情稳定下来。如果觉得混调太麻烦，只用胡椒薄荷精油（3滴）也可以。

RECIPE.3
按摩（身体）

消化不良，有呕吐感时

植物油 ························· 10 ml
🌸 罗马洋甘菊 ··················· 2滴
🌿 胡椒薄荷 ······················ 2滴

这个配方里的两种精油都对消化系统的不适有很好的缓解效果。这两种精油混调后对缓解消化不良，减轻呕吐感特别有效。在腹部以画圆的方式涂抹。患肠胃炎时，可以使用1滴罗马甘菊精油、1滴柠檬香茅精油的配方！

RECIPE.4
按摩（身体）

胀气时

植物油 ························· 10 ml
🌿 广藿香 ··························· 2滴
🌿 胡椒薄荷 ······················ 2滴

感觉肚子胀胀的，仿佛有气体积存时，就使用这款混调精油，以画圆的方式涂抹在整个腹部。建议消化不良以及容易胀气的人，在用完餐后喝一杯薄荷香草茶，可以缓解不适，促进消化。

恶心

造成恶心的原因多种多样，如过量进食或者晕车晕船等。将精油滴在纸巾上嗅闻的简单操作就能够缓解恶心症状。

RECIPE.1
吸入

就能够轻松应对 只要嗅闻香味

🌸葡萄柚
🌿胡椒薄荷
🌸柠檬（择一）
.... 1 ~ 2滴

胡椒薄荷精油对各种原因导致的恶心症状都有缓解效果，柑橘类精油能够让心情畅快。请使用能让自己感觉舒畅的精油。

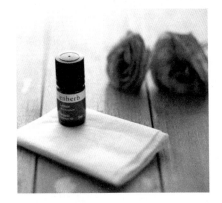

宿醉

当酒精无法分解，残留在体内就会导致宿醉。利用解毒功效好的精油来促进酒精排出。

RECIPE.1
沐浴·全身浴

早上沐晨浴 饮酒过量的第二天

天然盐 2大匙
🌸葡萄柚 2滴
🌲杜松 2滴
🌿胡椒薄荷 1滴

这是一款可以帮助人体排出体内毒素以及多余水分的混调精油。饮酒之后泡澡很危险，应该避免，请于第二天早上再使用混调精油泡澡。

RECIPE.2
按摩（身体）

帮助酒精分解的混调精油

植物油 .... 20 ml
🌸葡萄柚 3滴
🌲杜松 3滴
🌿迷迭香 2滴

杜松精油可以促使毒素排出，葡萄柚精油以及迷迭香精油具有强化肝脏的功效。在胃周围画圈般轻抚按摩。

解决皮肤烦恼

如同第7页中所说明的，将精油与植物油等混合涂抹，其成分会从皮肤渗透并且传递到全身。让我们观察下图中的皮肤构造，了解芳香成分是如何渗透并且美化皮肤的。

皮肤的构造

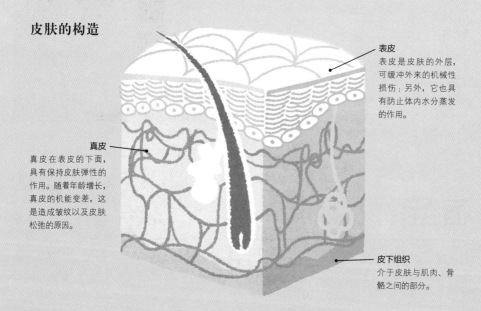

表皮
表皮是皮肤的外层，可缓冲外来的机械性损伤；另外，它也具有防止体内水分蒸发的作用。

真皮
真皮在表皮的下面，具有保持皮肤弹性的作用。随着年龄增长，真皮的机能变差，这是造成皱纹以及皮肤松弛的原因。

皮下组织
介于皮肤与肌肉、骨骼之间的部分。

精油以及植物油成分渗透到真皮，为打造美肌尽一份力

小分子结构的精油成分，能通过表皮进入真皮中的血管以及淋巴管等，在体内循环。许多精油以及植物油所含的成分，都有保湿和紧实皮肤的作用，对打造美肌有很好的效果。譬如，真皮中的胶原蛋白和纤维细胞是打造美肌必不可少的元素，而最近的研究发现罗马洋甘菊精油能够对纤维细胞起作用。此外，温柔的按摩能够让血液循环变好，协助进入毛细血管的营养素到达身体的各个角落，使用精油进行芳香按摩能让效果加倍。

皮肤干燥·长皱纹

推荐的精油

摩洛哥茉莉
天竺葵
橙花
广藿香
乳香
薰衣草
玫瑰原液
奥图玫瑰

皮肤会随着年龄增长而变得干燥。请不要过于自信，觉得这无伤大雅，要有意识地进行保湿，通过提高代谢的按摩保持皮肤润泽。

RECIPE.1
蒸脸

让皮肤润泽 通过蒸脸

🌸天竺葵
🌸薰衣草
🌸奥图玫瑰（择一）
　　…………………… 1 ~ 3滴

天竺葵精油具有调节皮脂平衡的功效，适合额头和鼻子油腻，脸颊和下巴干燥的混合皮肤者使用。薰衣草精油和奥图玫瑰精油适用于普通皮肤以及干燥皮肤。滋润皮肤的蒸脸，请每周进行一次。

RECIPE.2
按摩（脸部）

美肌精油

植物油 ……………………… 20 ml
🌸天竺葵 …………………… 1滴
🦋广藿香 …………………… 1滴
🌼乳香 ……………………… 1滴
🌸奥图玫瑰 ………………… 1滴

这款混调精油对皮肤干燥和皱纹等有良好缓解功效，也具有抗衰老的作用。适用于脸部按摩。

→ 按摩手法请参考本书附赠的《芳香疗法按摩手册》

RECIPE.3
手工自制化妆品

抗衰老乳液 制作散发花香的

植物油 ……………………… 20 ml
蜂蜡 ………………………… 4 g
🌸橙花 ……………………… 1滴
🌼乳香 ……………………… 1滴
🌸奥图玫瑰 ………………… 2滴

参考 158 ~ 159页，制作有着甜美花香的乳液。乳香精油能够保护皮肤不干燥。橙花精油以及奥图玫瑰精油，具有美肌以及调节女性内分泌的效果。

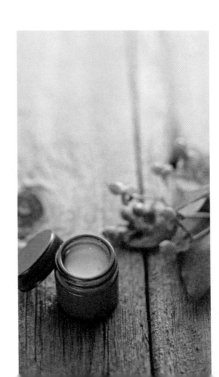

青春痘・粉刺

皮脂、脏污以及角质堵塞毛孔是造成青春痘或粉刺的主要原因。请用清水或温水勤快地洗脸，同时注意充分睡眠，避免运动不足以及偏食等情况。

精油大全

RECIPE.1
蒸脸

让毛孔变干净

通过蒸脸

🌼 甜橙
🌿 茶树
🌼 罗马洋甘菊（择一）
.... 1～2滴

甜橙精油、茶树精油、罗马洋甘菊精油，每一种都是具有缓解炎症功效的精油。蒸脸具有扩张毛孔的作用。好发青春痘者可以每周进行2～3次蒸脸。

RECIPE.2
按摩（脸部）

长青春痘时使用的混调精油

植物油 .... 20 ml
🌼 罗马洋甘菊 1滴
🌼 香柠檬 2滴
🌼 薰衣草 1滴

这是一款适合在长青春痘时使用的混调精油。参考下图，轻抚一般，进行整个脸部的按摩。严禁用力摩擦以及刺激皮肤。因为香柠檬精油有光毒性，所以此混调精油适用于夜间按摩。

RECIPE.3
按摩（脸部）

日常保养用混调精油

适合油性皮肤的

植物油 .... 20 ml
🌼 葡萄柚 2滴
🌿 丝柏 1滴
🌼 天竺葵 1滴

适合保养油性皮肤的混调精油。在油性皮肤上使用植物油感觉好像会让皮肤更显油腻，但实际上，植物油是帮助精油渗透的工具，并不会真的造成油腻感。

➡ 按摩手法请参考本书附赠的《芳香疗法按摩手册》

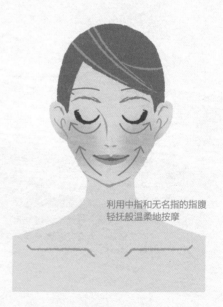

利用中指和无名指的指腹轻抚般温柔地按摩

日晒过度

推荐的精油

德国洋甘菊
罗马洋甘菊
香叶天竺葵
胡椒薄荷
薰衣草

如果日晒后皮肤好像轻度烧烫伤一般，请立即用缓解炎症的精油进行护理，充分补充水分及油脂。

RECIPE.1
手工自制化妆品

减轻晒后皮肤发热和疼痛的身体喷雾

纯净水	45 ml
酒精	1小匙
🌸罗马洋甘菊	1滴
🌿胡椒薄荷	1滴
🌼薰衣草	8滴

制作方法参考163页。

RECIPE.2
手工自制化妆品

制作晒后护理油

植物油	20 ml
🌼德国洋甘菊	2滴
🌸天竺葵	2滴
🌼薰衣草	4滴

将具有消炎以及防止干燥等功效的精油进行调配，可用于晒后护理，减轻日晒对皮肤造成的伤害。

Skin Care
日常创伤

推荐的精油

德国洋甘菊
茶树
乳香
薰衣草

割伤、轻度烧烫伤以及蚊虫叮咬等，都是日常生活中会发生的小问题。产生这些问题的时候也正是精油大显身手的时候。

RECIPE.1
手工自制化妆品

涂抹患处

🌼薰衣草	1 ~ 3滴

通常严禁将精油直接涂抹在皮肤上，但是薰衣草精油是个例外。用棉花棒等蘸取薰衣草精油原液直接涂抹在患处，是一种应急措施。

RECIPE.2
手工自制化妆品

全家人都可以使用的万能乳液

植物油	20 ml
蜂蜡	4 g
🌿茶树	3滴
🌼乳香	1滴
🌼薰衣草	4滴

非常好用的万能乳液（制作方法参考159页）。

第7章

解决身心烦恼的107种芳香疗法处方笺

芳香疗法处方笺
解决妇科烦恼

雌激素和孕激素是与女性身心健康息息相关的两种雌性激素。以下是这两者在月经周期内的变化。了解雌性激素水平的变化规律是了解女性身心变化的关键。

雌性激素和基础体温在生理周期的变化

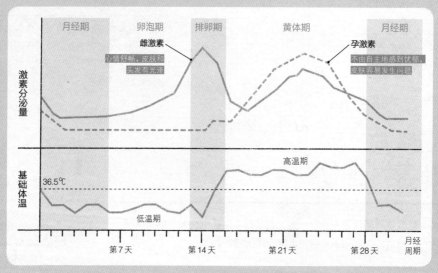

理解生理周期的特征，舒适地度过每一天

　　在大约4周的月经周期中，女性雌性激素的分泌量以排卵为分界，发生很大变化。月经之后到排卵为止，是雌激素占优势的"卵泡期"。这个时期的女性散发着强烈的女性魅力，心情舒畅，皮肤和头发也很有光泽。从排卵到下一次月经为止，是孕激素占优势的"黄体期"。这个时期女性容易忧郁，也容易焦躁、产生皮肤问题以及浮肿等。经前期综合征就是指在这个时期产生的各种不适。了解自己的生理周期是很重要的。利用可调节内分泌的精油，可以舒适地度过每一天。

月经失调

推荐的精油

罗马洋甘菊
快乐鼠尾草
马郁兰
天竺葵
柠檬香蜂草
玫瑰原液
奥图玫瑰

正常的月经周期是25～38天。周期过短或者过长，以及突然发生变化时，务必前往妇科接受检查。

 RECIPE.1
香薰

花香类精油

调节女性内分泌的

🌸罗马洋甘菊 ························ 1滴
🌸天竺葵 ···························· 2滴
🌸奥图玫瑰 ························· 2滴

这个配方中的每一种精油都具有调节女性内分泌的功效。用这款精油进行芳香浴，能够让整个房间都被温柔的气氛包围，也能让女性更具女人味。

 RECIPE.2
按摩（身体）

月经失调

针对压力过大造成的

植物油 ························· 15 ml
🌸罗马洋甘菊 ···················· 3滴
🌸天竺葵 ························· 2滴
🌿柠檬香蜂草 ···················· 1滴

这是一款在调节女性内分泌的同时，也能够让压力减轻的混调精油。让我们悠闲地放松心情，享受按摩。

➡ 按摩手法请参考本书附赠的《芳香疗法按摩手册》

 RECIPE.3
按摩（身体）

关爱女性健康的混调精油

植物油 ························· 15 ml
🌸马郁兰 ·························· 3滴
🌿胡椒薄荷 ······················ 1滴
🌸奥图玫瑰 ······················ 2滴

调配具有通经功效的三种精油。建议闭经者尝试这个配方。如果造成闭经的原因是精神压力，也请参考102～109页有关心理护理的处方。

➡ 按摩手法请参考本书附赠的《芳香疗法按摩手册》

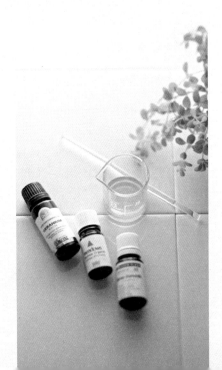

痛经

缓解痛经的秘诀是规律地生活以及不积累压力，适时调节身心的平衡。
寒冷是造成痛经的凶手之一，请利用沐浴与热敷温暖身体。

RECIPE.1
沐浴·全身浴

精油慢慢沐浴 | **利用具有镇痛功效的**

天然盐	2大匙
罗马洋甘菊	1滴
薰衣草	3滴
迷迭香	2滴

调配具有缓解疼痛功效的三种精油。迷迭香精油能够在缓解痛经的同时，温暖身体。身体一旦受凉会令痛经更加严重，请在日常生活中多加注意。即使是夏天，洗澡的时候也不要单纯淋浴，而要使用温水泡澡。

RECIPE.2
热敷

缓解疼痛 | **热敷下腹部以及腰部，**

罗马洋甘菊	1滴
薰衣草	2滴

利用具有舒缓疼痛、温暖身体功效的精油，参考26页进行热敷。仰卧，将湿巾放在下腹部，如果腰部疼痛，也可以趴着热敷腰部。

RECIPE.3
按摩（身体）

难过情绪 | **利用精油缓和疼痛带来的**

植物油	15 ml
罗马洋甘菊	1滴
快乐鼠尾草	2滴
薰衣草	3滴

不仅能调节内分泌平衡，也能够缓解疼痛的混调精油。该精油也具有优秀的放松效果，能够缓和疼痛带来的难过情绪。请参考139页，温柔地进行腹部和腰部的按摩。

RECIPE.4
按摩（身体）

花香类混调精油 | **调节内分泌的**

植物油	15 ml
依兰	1滴
甜橙	3滴
奥图玫瑰	2滴

依兰精油和奥图玫瑰精油都是具有调节内分泌以及强化子宫机能的功效的精油。如果喜爱花朵的甜蜜香味，就用这两种精油来调配。如果喜爱比较清淡一些的香味，请尝试添加甜橙精油来调配。请参考139页，温柔地进行腹部和腰部的按摩。

精油大全

改善痛经的按摩方法

月经期间的按摩，不要过于用力，请轻柔地进行。
每个月都会发生痛经者，请记住以下几个穴位的位置，时常按压。

芳香按摩的基本技巧在本书附赠的《芳香疗法按摩手册》中有详细说明。

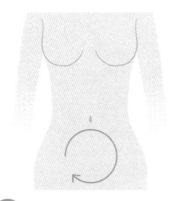

1 轻抚下腹部

将按摩油涂抹在下腹部和腰部。如同要将下
腹搓热一般，用手掌慢慢地画圆按摩。

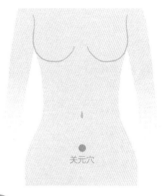

2 按压关元穴

按压对怕冷以及痛经有疗效的穴位关元穴，
它在肚脐往下约4根手指处。缓缓施力按压
3～5秒，重复3次。

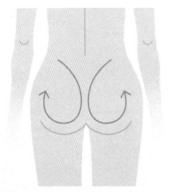

**3 由腰部往尾椎骨周边
轻抚按摩**

用手掌由腰部往尾椎骨周边，以画大圆的方
式轻抚按摩。

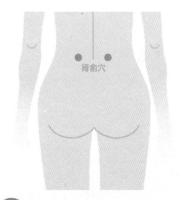

4 按压肾俞穴

按压对痛经有疗效的穴位肾俞穴，大约在腰
部最细处的脊椎向外两指处。缓缓施力按压
3～5秒，重复3次。

经前期综合征

经前期综合征是从排卵到下一次月经为止，黄体素分泌量增加的期间所发生的各种症状。具有调节内分泌的作用的精油能够帮助缓解这些症状。

 RECIPE.1
沐浴·全身浴

扫除消极情绪的混调精油

天然盐	2大匙
葡萄柚	2滴
天竺葵	2滴
薰衣草	1滴

患经前期综合征的时候，状态容易变得低迷。这款精油就是帮助大家振作起来的混调精油。高音的葡萄柚精油的香味最先挥发，可以让人享受到轻快的香味。请利用全身浴或半身浴，好好温暖身体。用这款混调精油进行香薰也可以。

 RECIPE.2
吸入

合适的精油根据不同状态调配

天竺葵	1滴
甜橙	
薰衣草（择一）	
	1滴

天竺葵精油具有绝佳的调节女性内分泌的功效，是经前期综合征患者必备的精油。状态低迷时，可以用它搭配甜橙精油等柑橘类的精油；焦躁或愤怒时，可以用它搭配薰衣草精油。请滴在纸巾上吸入。

 RECIPE.3
按摩（身体）

镇静混调精油缓和情绪的

植物油	15 ml
甜橙	4滴
罗马洋甘菊	1滴
天竺葵	1滴

建议月经前容易焦躁及易怒者，使用这款混调精油。其香味能够缓和情绪，也能够调节体内分泌平衡。
→ 按摩手法请参考本书附赠的《芳香疗法按摩手册》

 RECIPE.4
按摩（身体）

疗愈心灵的混调精油

植物油	15 ml
快乐鼠尾草	1滴
香柠檬	4滴
奥图玫瑰	1滴

莫名其妙地变得悲伤，泪流满面，完全提不起劲……这种时候，利用这个配方，调配按摩油按摩。被称为快乐精油的快乐鼠尾草精油，以及让人情绪高昂的香柠檬精油，能够让心情开朗起来。

精油大全

绝经综合征

绝经综合征是指闭经前后约10年内，雌性激素减少带来的身心不适。绝经期是每个女性都要经历的，借用精油的力量，让我们轻松快乐地度过这个时期。

推荐的精油

依兰
罗马洋甘菊
快乐鼠尾草
摩洛哥茉莉
天竺葵
广藿香
玫瑰原液
奥图玫瑰

RECIPE.1
香薰

疗愈身心 让人变得恬静

🍊甜橙 ·························· 2滴
🌸天竺葵 ······················ 2滴
🌹奥图玫瑰 ···················· 1滴

这款混调精油具有调节内分泌、放松心情的功效，非常适合香薰使用。建议从这些精油中，挑选自己喜爱的香味，滴1～2滴在纸巾上，深呼吸，嗅闻香味。

RECIPE.2
沐浴·全身浴

抚慰绝经期女性的心灵

天然盐 ······················ 2大匙
🦋依兰 ······················ 2滴
🌹摩洛哥茉莉 ·················· 2滴

这个配方里的两种精油的香味都很浓郁甜美，如果感觉过于强烈，每种只加入1滴即可。女性化的香味能够抚慰绝经期女性的心灵。摩洛哥茉莉精油虽然也是昂贵的精油，不过与奥图玫瑰精油一样，非常建议患绝经综合征的女性购买。

RECIPE.3
按摩（身体）

奖励给努力打拼的自己　奥图玫瑰精油

植物油 ····················· 15 ml
🌿快乐鼠尾草 ·················· 2滴
🦋广藿香 ····················· 1滴
🌹奥图玫瑰 ···················· 3滴

奥图玫瑰精油是绝经综合征患者的必备精油。虽然昂贵，但还是建议绝经期女性购买，作为给自己的奖励。

→ 按摩手法请参考本书附赠的《芳香疗法按摩手册》

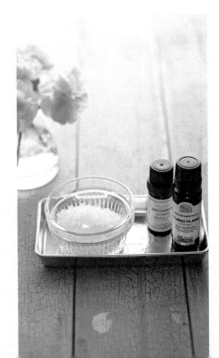

老年人的照顾

因为嗅觉与大脑直接联系，所以精油香味对于预防衰老也有很大帮助。请务必活用芳香疗法照顾身心，充实度过每一天。

推荐的精油
甜橙
罗马洋甘菊
薰衣草
柠檬
迷迭香

RECIPE.1
香薰

不同的精油进行芳香浴

发觉自己变健忘时，早晚使用

＜日用＞	迷迭香	3滴
	柠檬	2滴
＜夜用＞	橙花	2滴
	薰衣草	3滴

如果家人对你说"最近你经常忘东忘西""同样的事情，已经说过好几遍了"，请立即尝试这个处方。白天使用使人清醒的混调精油，晚上使用使人镇静的混调精油。

RECIPE.2
按摩（身体）

减轻关节的疼痛

通过按摩

植物油	20 ml
黑胡椒	1滴
薰衣草	2滴
迷迭香	1滴

随着年龄的增长，可能会产生手指疼痛、不易弯曲的问题。因为疼痛所以懒得活动，这样会造成恶性循环。涂抹按摩油，轻轻抚摸手指，能够在减轻疼痛的同时促进血液循环。

RECIPE.3
按摩（身体）

预防脚抽筋

从膝盖下方按摩到脚尖，

植物油	20 ml
马郁兰	1滴
薰衣草	2滴
迷迭香	1滴

半夜因为脚抽筋而醒过来，是许多老年人都有的烦恼。因为睡不着造成睡眠障碍的案例也不少。如果有这种情况，请在泡澡后温柔地从膝盖按摩到脚尖。如果与伴侣一起进行，也能够增进相互间的感情。

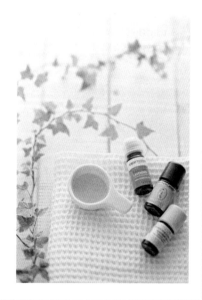

精油大全

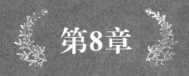

第8章

简单的手工自制化妆品
与家务用品

Handmade cosmetics and household goods

其实，市面上很多精油和植物油制作的化妆品及家务用品，

都可以利用非常简单的材料和工序自制出来。

很多精油都含有大量对皮肤有益或者具有抗菌、除臭等

功效的成分，请务必活用这些精油。

使用喜爱的精油自制的用品，

一定能为生活增添乐趣。

此章节介绍的是作者的原创配方。
请先阅读14页与33页的注意事项再开始使用。

必备的基本材料

"基本材料"是指让精油的使用变容易的材料。请根据这些材料的特征以及用途区分使用。

使用精油的时候
必须与基本材料混合

精油是植物成分的浓缩，在手工自制化妆品中使用精油时，需要将精油稀释到安全的浓度。在家务用品中使用精油时，也需要先将精油与各种基本材料混合。掌握各种基本材料的特征，可以让我们正确制作手工化妆品以及家务用品。

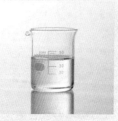

● 植物油

植物油是手工自制化妆品中最常使用的基本材料。选用合适的植物油，可以让化妆品的效果变得更好。请参考第4章中的详细说明。

保存方法

开封前与开封后都要保存在阴凉处，开封后请尽快用完。

主要购买地点

芳疗用品专卖店

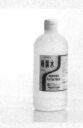

● 纯净水

纯净水是人工过滤、杀菌后不含杂质的水。制作手工自制化妆品时，请使用这种纯净水。自来水中含有杂质，制作出来的产品的保质期会更短。

保存方法

开封前保存在阴凉处，开封后放入冰箱保存，请尽快用完。

主要购买地点

商场

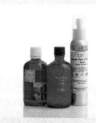

● 纯露

纯露是在利用水蒸气蒸馏法从植物中萃取精油的同时取得的。纯露含有植物中的水溶性芳香成分，被称为"水精油"，可作为化妆水使用。

保存方法

开封前保存在阴凉处，开封后放入冰箱保存，请尽快用完。

主要购买地点

芳疗用品专卖店

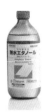

● 酒精

酒精是一种无色透明的液体。因为精油不溶于水，所以制作喷雾的时候，请先将精油溶解在少量的酒精中，再与水混合。

保存方法

拧紧瓶盖，保存在阴凉处。请在使用期限内用完。

主要购买地点

药店

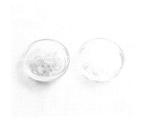

● 蜂蜡

蜂蜡是蜜蜂在制作蜂巢时分泌的天然蜡质。一般来说未精制的蜂蜡是黄色的，精制后的蜂蜡是白色的。蜂蜡具有优秀的保湿性，常使用在乳霜中。

保存方法

开封前与开封后都要保存在阴凉处，开封后请装入可以密封的袋子或容器里。

主要购买地点

芳疗用品专卖店

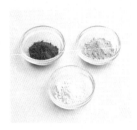

● 黏土

有高岭土等种类。吸附力强，常与纯净水或植物油等一起用于制作面膜。

保存方法

装入可以密封的袋子或容器里，保存在阴凉处。请注意不要受潮。

主要购买地点

芳疗用品专卖店

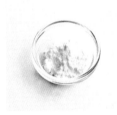

● 玉米粉

玉米粉是以玉米为原料制成的，无味的白色粉末，也可以作为烹饪材料使用。本章中，将其用于制作爽身粉。也可以用太白粉替代。

保存方法

装入可以密封的袋子或容器里，保存在阴凉处。请注意不要受潮。

主要购买地点

食品店·芳疗用品专卖店

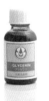

● 甘油

甘油是从油脂中取得的无色透明液体，略有黏稠感。因为甘油具有保湿性与水溶性，所以经常被使用于化妆水等各种化妆品中。

保存方法

开封前与开封后都要保存在阴凉处，请在使用期限内用完。

主要购买地点

药店·芳疗用品专卖店

● 无香料洗发剂

（洗发水·护发乳）

无香料洗发剂就是没有使用香料的洗发水和护发乳。可以根据目的和喜好在其中添加精油，享受制作特制洗发剂的乐趣。

保存方法

开封前与开封后都要保存在阴凉处，请在使用期限内用完。

主要购买地点

芳疗用品专卖店

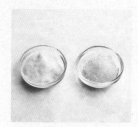

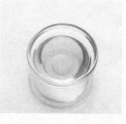

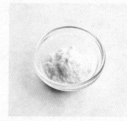

● 天然盐

天然盐即含有丰富矿物质的海盐或者岩盐等。天然盐具有温暖身体、发汗的作用，可以作为入浴剂使用。颗粒细小的天然盐也能够作为磨砂膏使用。

保存方法

装入可以密封的袋子或容器里，保存在阴凉处。请注意不要受潮。

主要购买地点

食品店・芳疗用品专卖店

● 蜂蜜

蜂蜜是蜜蜂从植物的花蕊中采集，储藏在蜂巢里酿成的蜜。其主要成分葡萄糖和果糖，营养价值高，能够食用也能够作为药物使用。蜂蜜具有保湿以及缓解炎症的功效。

保存方法

装入可以密封的袋子或容器里，保存在阴凉处。请在使用期限内用完。

主要购买地点

食品店

● 小苏打

小苏打也被称为碳酸氢钠，是一种白色粉末。具有让皮肤柔软光滑的功效，也具有吸收难闻气味的功效，所以既能用于化妆品，也能用于家务用品。

保存方法

装入可以密封的袋子或容器里，保存在阴凉处。

主要购买地点

药店・食品店・芳疗用品专卖店

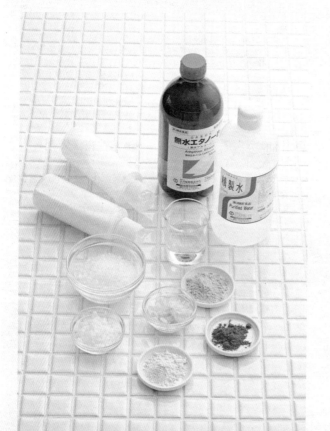

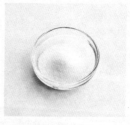

● 柠檬酸

柠檬酸是柑橘等含有的酸性成分，为松散的白色粉末。可以将柠檬酸、小苏打以及天然盐等混合，制成发泡浴盐。

保存方法

装入可以密封的袋子或容器里，保存在阴凉处。请注意不要受潮。

主要购买地点

药店・芳疗用品专卖店

🔧 不同肤质适合的精油与植物油

为了提高手工自制化妆品的效果，请参考下表，选择适合自己肤质的精油与植物油。

● 精油（参考第3章29～64页）

普通皮肤	干性皮肤	油性皮肤	熟龄皮肤	敏感皮肤
罗马洋甘菊	罗马洋甘菊	丝柏	橙花	橙花
天竺葵	檀香	杉木	乳香	薰衣草
橙花	摩洛哥茉莉	杜松	没药	
乳香	天竺葵	尤加利	奥图玫瑰	
薰衣草	橙花	柠檬		
奥图玫瑰	乳香	迷迭香		
	安息香			
	奥图玫瑰			

● 植物油（参考第4章65～74页）

普通皮肤	干性皮肤	油性皮肤	熟龄皮肤	敏感皮肤
所有的植物油	甜扁桃仁油 荷荷巴油	葡萄籽油	摩洛哥坚果油 澳洲坚果油	杏桃仁油

🏠 对家务有帮助的精油

打扫房间等家务所使用的家务用品，能够利用精油具有的杀菌、除臭、驱虫等功效。闻着清爽的香草芳香和柑橘芳香，情绪也会得到舒缓。

具有杀菌作用的精油		具有除臭作用的精油	具有驱虫作用的精油	
葡萄柚	柠檬	丝柏	丝柏	柠檬香蜂草
杜松	柠檬香茅	香柠檬	杜松	尤加利
茶树		尤加利	天竺葵	薰衣草
尤加利		薰衣草	茶树	柠檬
薰衣草		柠檬香茅	胡椒薄荷	柠檬香茅

第8章

简单的手工自制化妆品与家务用品

必备的用具

在制作手工自制化妆品与家务用品之前，首先要备齐必要的用具。准备好之后再开始，能够让之后的工序变得顺畅。

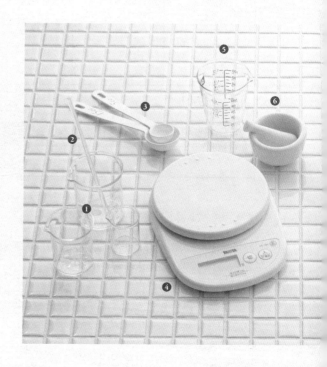

❶ 烧杯

量取以及混合材料时使用。制作本章介绍的产品时，请准备20 ml、50 ml和100 ml的烧杯。

❷ 搅拌棒

搅拌液体材料时使用的玻璃棒。虽然可以用其他物品替代，但是因为使用频率高，所以最好准备专用的搅拌棒。

❸ 量匙

量取材料时使用。请选用不锈钢制或者陶制的。有大匙（15 ml）和小匙（5 ml）会比较方便。

❹ 磅秤

量取材料时使用。制作本章介绍的产品时，使用电子磅秤会比较方便。

⚠️ 使用前的消毒

● 煮沸消毒

①准备大小能够宽松容纳待消毒物品的锅子。②放入待消毒物品，加入能够充分淹过这些物品的水。③点火煮沸，沸腾约5分钟。④用夹子等取出物品，放在干净的布巾上面，让物品自然干燥。

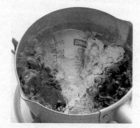

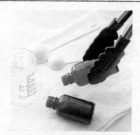

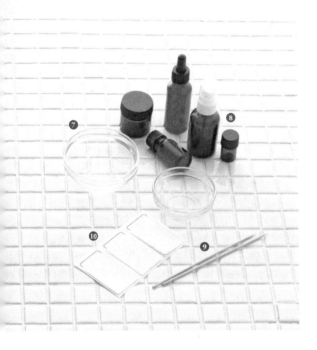

❺ 耐热量杯

量取热的液体时使用。

❻ 研钵·研杵

制作泥浆面膜时使用。也可以用小型玻璃容器替代研钵，用刮刀等替代研杵。

❼ 玻璃容器

将精油和天然盐或小苏打粉等混合时使用。

❽ 保存容器

最好使用青色或者棕色的可以遮光的瓶子。按照用途选用瓶子、喷雾器等。

❾ 竹签

混合乳液时使用。混合极少量的乳液时，也可以使用牙签。

❿ 标签贴纸

用于记录化妆品和家务用品的名称、制作日期以及使用的材料等。也能够记录使用期限。

DISINFECTION

● 酒精消毒

使用沾有消毒用的酒精(可以在药店购买)的棉花或布等擦拭。不能煮沸消毒的物品请用这个方法消毒。

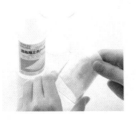

浴盐

被美好香气包围的泡澡时间，能够疗愈一天的疲劳，将身心从持续紧张的工作状态切换到放松的休闲状态。天然盐具有发汗作用，也有温暖身体的功效。请混合喜爱的精油，享受泡澡的乐趣。

建议使用方法

●将浴盐加入浴缸里的温水中，充分搅拌后入浴。

●沐浴时，虽然也可以将精油直接加入温水中，但建议皮肤敏感者、儿童以及老年人等，将精油混合在天然盐中使用。

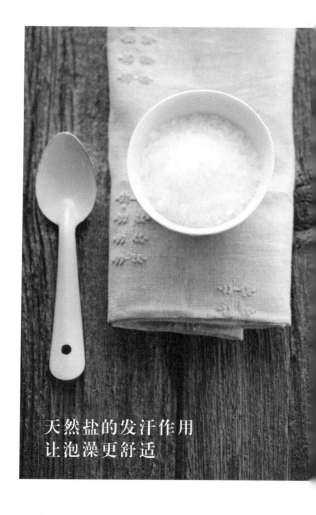

天然盐的发汗作用
让泡澡更舒适

● 制作方法

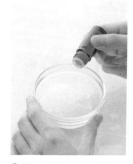

❶量取天然盐，放入容器中，添加精油。

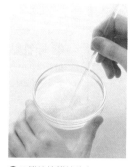

❷用搅拌棒搅拌均匀。

材料（使用1次的量）

天然盐 ·························· 2大匙
精油 ······················ 1 ~ 5滴

准备用具

玻璃容器 / 量匙 / 搅拌棒

保存方法 / 保存期限

装入密闭容器，放置在阴凉处保存。两周内用完。

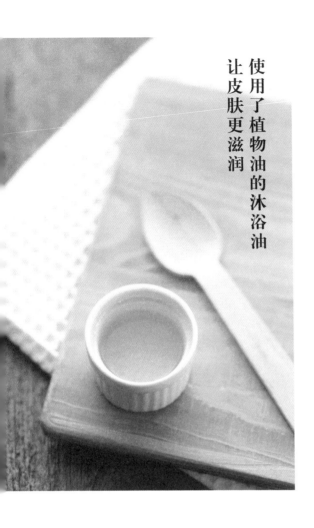

使用了植物油的沐浴油
让皮肤更滋润

沐浴油

想要滋润全身皮肤时，建议使用混合了精油和植物油的沐浴油。请深呼吸，吸入上升的热气中所含的芳香成分，放松过度紧张的身心。

建议使用方法
●将沐浴油加入浴缸里的温水中，充分搅拌后入浴。
●建议使用蜂蜜以及日本酒等替代植物油，保湿效果更佳。

● 制作方法

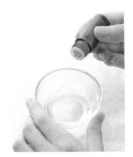

❶将植物油放入容器中，添加精油。

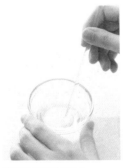

❷用搅拌棒搅拌均匀。

材料（使用1次的量）

植物油 ····················· 1大匙
精油 ······················ 1 ~ 5滴

准备用具

玻璃容器 / 量匙 / 搅拌棒

保存方法 / 保存期限

装入密闭容器，放置在阴凉处保存。两周内用完。

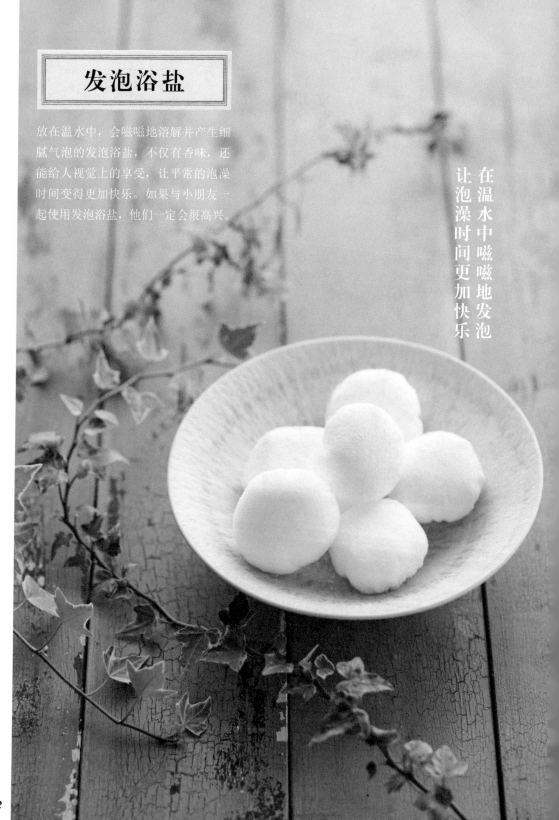

发泡浴盐

放在温水中，会嗞嗞地溶解并产生细腻气泡的发泡浴盐，不仅有香味，还能给人视觉上的享受，让平常的泡澡时间变得更加快乐。如果与小朋友一起使用发泡浴盐，他们一定会很高兴。

在温水中嗞嗞地发泡
让泡澡时间更加快乐

● 制作方法

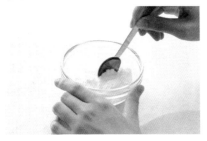

❶量取小苏打、柠檬酸以及天然盐，放入大碗中混合搅拌。

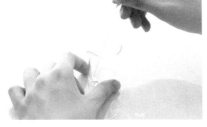

❷量取酒精放入烧杯中，添加精油混合搅拌。

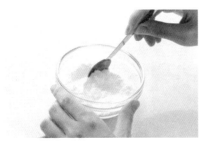

❸将步骤2制作的液体加入步骤1制作的固体中，混合搅拌。

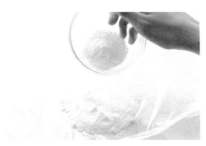

❹倒在保鲜膜上。

材料（使用1次的量）

小苏打	2.5大匙
柠檬酸	0.5大匙
天然盐	0.5小匙
酒精	1小匙
精油	1～5滴

准备用具

大碗／烧杯／量匙／搅拌棒／保鲜膜／橡皮筋

保存方法／保存期限

必须尽快使用。时间一久，发泡效果会变差。

建议使用方法

●将发泡浴盐加入浴缸的温水中，充分搅拌后入浴。
●建议与干燥的玫瑰、薰衣草等混合，这样颜色会变漂亮（注意干燥花草不溶于水，请在使用后立即取出）。

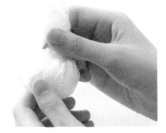

❺包上保鲜膜，压紧，用橡皮筋捆扎后放置一天。

第8章

简单的手工自制化妆品与家务用品

153

身体磨砂膏

使用颗粒细小的天然盐可制成身体磨砂膏。建议使用于背部等皮肤粗糙的部位以及手肘、膝盖等发黑的部位。对于去除臀部到大腿的脂肪团也很有效，添加葡萄柚等柑橘类精油，效果更佳。

建议使用方法

● 取适量磨砂膏，按摩皮肤粗糙、发黑或脂肪团堆积的部位，然后用温水冲洗。
● 找不到颗粒细小的天然盐时，可将普通颗粒的天然盐放入研钵中，研磨成细小颗粒。

精油大全

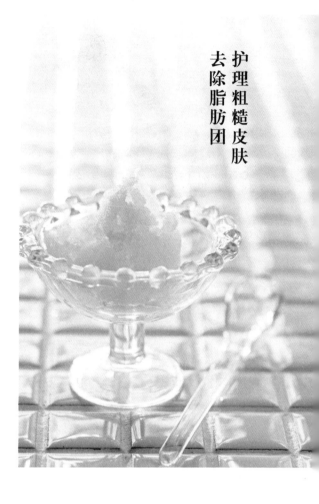

● 制作方法

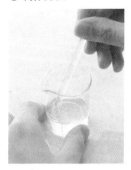

❶ 量取植物油放入烧杯中，添加精油混合搅拌。

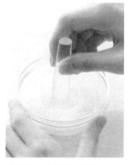

❷ 量取天然盐放入研钵中，加入步骤1制成的液体混合搅拌。

材料（使用1次的量）

天然盐（细小的颗粒）········· 2大匙
植物油······················· 1大匙
精油························· 5滴

准备用具

研杵 / 研钵 / 烧杯 / 量匙 / 搅拌棒

保存方法 / 保存期限

制作后须立即用完。

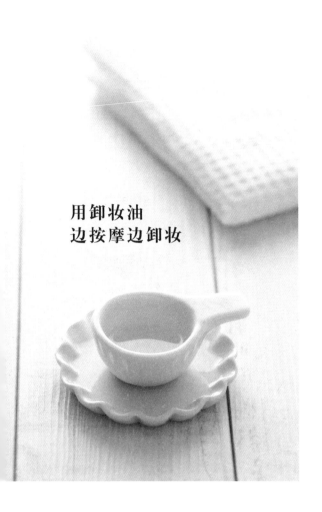

用卸妆油
边按摩边卸妆

卸妆油

将卸妆油涂抹在皮肤上，一边按摩一边清洁妆容以及脏污。仅仅加入1滴令人放松的精油，就能够舒缓情绪。"回到家，先卸妆"好像会成为习惯。

建议使用方法

●涂抹在干燥的皮肤上，待化妆品乳化后用化妆棉擦拭，再用微热的水冲洗。
●注意不要让卸妆油进入眼睛。
●植物油接触空气后容易氧化，所以制作后请立即用完。

●制作方法

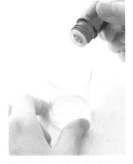

❶量取植物油放入烧杯中，添加精油。

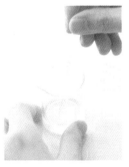

❷用搅拌棒充分搅拌。

材料（使用1次的量）

植物油 ······························· 1小匙
精油 ································· 1滴

准备用具

烧杯 / 量匙 / 搅拌棒

保存方法 / 保存期限

制作后须立即用完。

泥浆面膜

这里的"泥浆"是指黏土。利用黏土所具有的吸附能力，加上精油的清洁和保湿能力，能够提升皮肤的通透感，让脸色变得更明亮。

建议使用方法

● 洗脸后，避开眼睛以及嘴巴，涂抹在整个脸部。待面膜变干后用微热的水冲洗，然后用化妆水等护理皮肤。
● 建议每周使用1～2次，不要让皮肤有负担。如果感觉不舒服，请立即冲洗。
● 用甘油或植物油替代蜂蜜也可以。

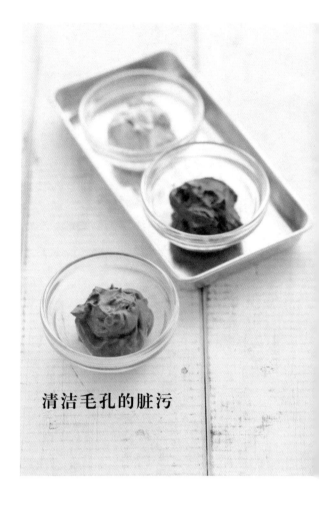

清洁毛孔的脏污

● 制作方法

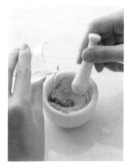

❶ 量取黏土放入研钵，少量加入纯露或者纯净水，混合搅拌。

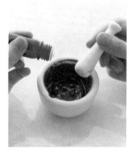

❷ 加入蜂蜜和精油后再混合搅拌。

材料（使用1次的量）

黏土	1大匙
纯净水	0.5大匙
蜂蜜	1小匙
精油	2滴

准备用具

研杵／研钵／量匙

保存方法／保存期限

制作后须立即用完。

化妆水

滋润皮肤的化妆水。添加甘油可提高化妆水的保湿性。建议使用苦橙、薰衣草、玫瑰等的纯露。因为完全不使用防腐剂，所以请放在冰箱里冷藏，一周内用完。

建议使用方法

●洗脸后，涂抹在皮肤上。
●虽然与纯净水相比，纯露的价格更为昂贵，但是使用纯露能够增加护肤效果，气味也更好闻。

一边享受香味 一边保养

●制作方法

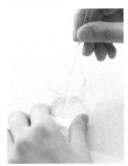

❶量取甘油放入烧杯中，添加精油混合搅拌。

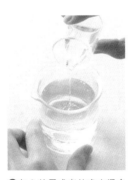

❷加入纯露或者纯净水混合搅拌。装入遮光瓶，贴上标签贴纸。

材料（使用一周的量）

甘油 ·························· 1小匙
精油 ·························· 10滴
纯净水 ······················ 95 ml

准备用具

烧杯 / 量匙 / 搅拌棒 / 遮光瓶 /
标签贴纸

保存方法 / 保存期限

冷藏，一周内用完。

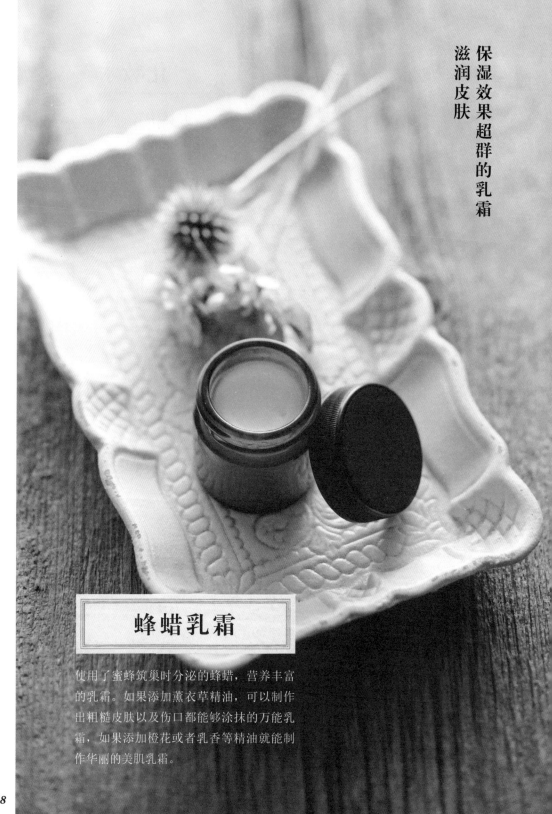

蜂蜡乳霜

使用了蜜蜂筑巢时分泌的蜂蜡，营养丰富
的乳霜。如果添加薰衣草精油，可以制作
出粗糙皮肤以及伤口都能够涂抹的万能乳
霜，如果添加橙花或者乳香等精油就能制
作华丽的美肌乳霜。

● 制作方法

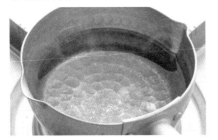

❶锅中放入可以浅浅浸泡耐热量杯的水，加热。

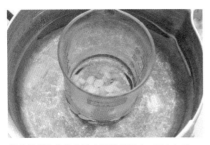

❷将蜂蜡和植物油放入耐热量杯中，隔水加热。

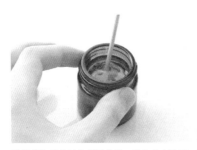

❸蜂蜡和植物油全部融化后，从热水中取出，改装到遮光瓶中。用竹签搅拌使其充分散热。

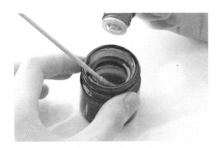

❹晾凉后，添加精油，再用竹签充分混合搅拌。

材料（使用一个月的量）

蜂蜡 ································· 4 g
植物油 ······························ 20 ml
精油 ································· 4滴

准备用具

磅秤 / 烧杯 / 耐热量杯 / 锅 / 竹签 /
遮光瓶 / 标签贴纸

保存方法 / 保存期限

保存在阴凉处，一个月内用完。

建议使用方法

●洗脸后，涂抹在使用化妆水护理后的皮肤上。
●如果将这个方子中的精油用量改成1滴，制成的就是润唇膏。
●增加植物油的分量，可以让乳霜质感变柔软。

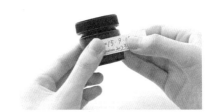

❺冷却后盖上瓶盖，贴上标明生产日期的标签贴纸。

洗发水·护发乳

单纯将精油混合在无香料的洗发水和护发乳中的简单处方。使用喜爱的精油就可以，不过针对干性头发，添加薰衣草或者香叶天竺葵精油，有头皮屑问题时添加迷迭香精油，可以得到更好的护理效果。

建议使用方法

● 与平常使用洗发水或护发乳的方式一样。
● 通常，精油制作的手工自制化妆品都要使用遮光瓶保存，但是浴室大都使用瓷砖，为了不摔破瓶子，改用塑胶容器存放比较安全。

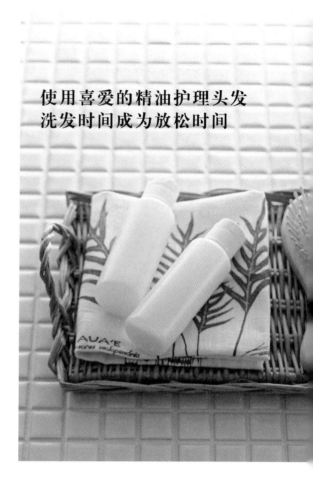

使用喜爱的精油护理头发
洗发时间成为放松时间

● 制作方法

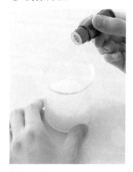

❶ 量取洗发水放入烧杯中，添加5滴精油。

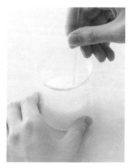

❷ 用搅拌棒混合搅拌。装入塑胶容器中，贴上标明生产日期的标签贴纸，护发乳制法亦同。

材料（使用两周的量）

无香料洗发水·················· 50 ml
护发乳 ························· 50 ml
精油 ·························· 10滴

准备用具

烧杯 / 搅拌棒 / 塑胶容器 / 标签贴纸

保存方法／保存期限

须保存在阴凉处，两周内用完。

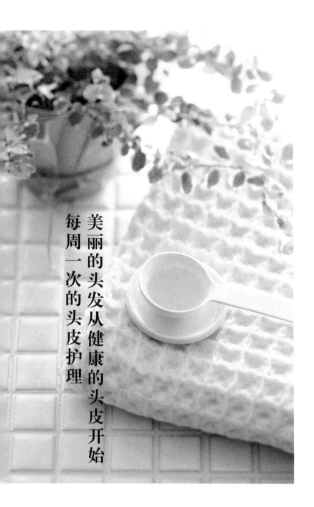

美丽的头发从健康的头皮开始

每周一次的头皮护理

头皮护理油

保持美丽头发的秘诀，就是拥有健康的头皮。让我们以每周一次为基准，进行头皮的护理。只要使用对皮肤有帮助的精油和植物油就可以。

建议使用方法

●取适量头皮护理油，像要将其揉搓进头皮一般按摩。

➔按摩手法请参考本书附赠的《芳香疗法按摩手册》

● 制作方法

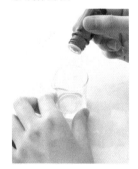

❶量取植物油放入烧杯中，添加精油。

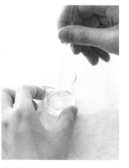

❷用搅拌棒混合搅拌。

材料（使用1次的量）

植物油 ……………………… 1小匙
精油 ………………………… 1滴

准备用具

烧杯 / 量匙 / 搅拌棒

保存方法 / 保存期限

制作后须立即用完。

爽身粉

容易流汗的季节，洗澡后将爽身粉拍打在皮肤上，可以让皮肤保持光滑清爽。利用胡椒薄荷等有清凉感的精油，可以做出香体剂；利用摩洛哥茉莉精油或者依兰精油等做出的爽身粉，可以取代香水。

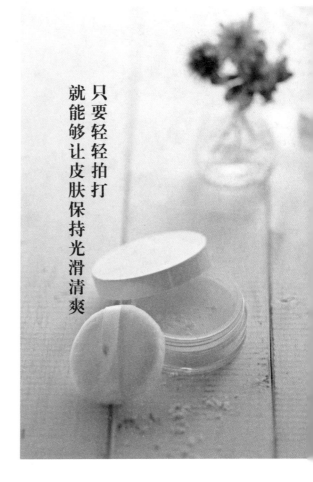

只要轻轻拍打
就能够让皮肤保持光滑清爽

建议使用方法

● 使用粉扑等将其拍打在皮肤上。
● 使用147页中介绍的具有杀菌作用的精油，能够制作出足癣粉。但是，不要用在全身，请作为足部专用。

材料（使用两周的量）

玉米粉 ·························· 2大匙
精油 ····························· 6滴

准备用具

玻璃容器 / 量匙 / 搅拌棒 / 粉盒 /
粉扑 / 标签贴纸

保存方法 / 保存期限

保存在阴凉处，两周内用完。

● 制作方法

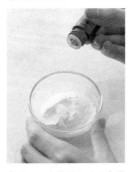

❶ 量取玉米粉放入玻璃容器中，添加精油。

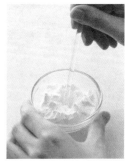

❷ 用搅拌棒混合搅拌。装入粉盒中，贴上日期标签贴纸。

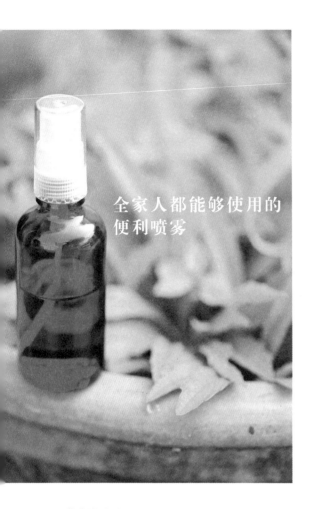

全家人都能够使用的
便利喷雾

驱虫喷雾

户外活动时，大人小孩都需要用到的驱虫喷雾可以利用147页中介绍的具有驱虫效果的精油来制作。

建议使用方法
────────────

● 喷洒在皮肤上。

● 在这里，只是将这个喷雾作为驱虫喷雾，如果添加了喜爱的精油，就能当作个人专属的芳香喷雾了。

● **制作方法**

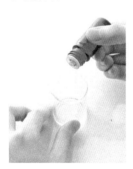 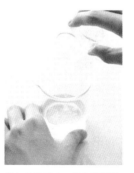

❶ 量取酒精放入烧杯中，加入精油混合搅拌。

❷ 加入纯净水，装入喷雾瓶，贴上日期标签贴纸。

材料（使用一周的量）
────────────

酒精 ……………………………… 1小匙
精油（胡椒薄荷1滴、薰衣草8滴、柠檬香茅1滴）………………… 10滴
纯净水 ……………………………… 45 ml

准备用具
────────────

烧杯 / 量匙 / 搅拌棒 / 遮光的喷雾瓶 / 标签贴纸

保存方法 / 保存期限
────────────

冷藏，一周内用完。

房间喷雾

根据需求挑选精油，用同样的方法可以制作出各种不同用途的喷雾。当然，加入喜爱的精油，做成芳香喷雾也可以。按照季节变换使用不同的精油也是一种乐趣。

建议使用方法

●摇匀，喷洒在空气中。
●如果加入具有驱虫效果的精油（参考147页）就成为驱虫喷雾；如果加入具有杀菌效果的精油，就成为感冒流行季节的最佳预防喷雾。

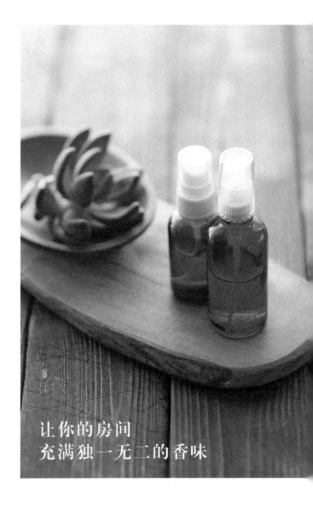

让你的房间
充满独一无二的香味

● 制作方法

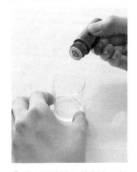

❶量取酒精放入烧杯中，加入精油混合搅拌。

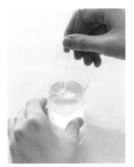

❷加入纯净水混合搅拌。装入喷雾瓶，贴上标签贴纸。

材料（使用一周的量）

酒精	1小匙
精油	20滴
纯净水	45 ml

准备用具

烧杯 / 量匙 / 搅拌棒 / 遮光的喷雾瓶 / 标签贴纸

保存方法 / 保存期限

保存在阴凉处，一周内用完。

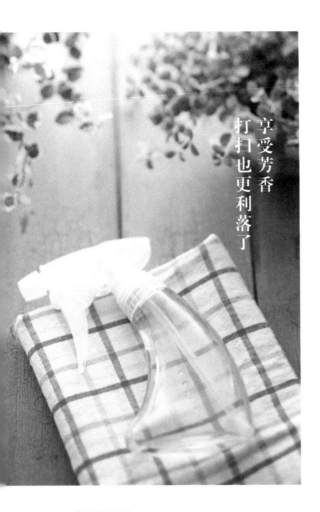

享受芳香
打扫也更利落了

清洁喷雾

利用甜橙以及葡萄柚等柑橘类，具有清洁脏污功效的精油可以制成清洁喷雾。柑橘类精油的使用期限较短，制成的喷雾要尽快用完。

建议使用方法

●喷洒在想要清洁的地方，用抹布等擦拭。注意，在某些材质的家具上使用可能会留下痕迹。

●使用35 ml酒精，65 ml纯净水以及具有杀菌作用的精油10滴，可以制作出可用于擦拭桌子以及门把手等的杀菌喷雾。

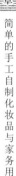

● **制作方法**

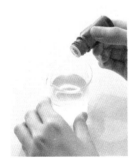

❶量取酒精放入烧杯中，加入精油混合搅拌。

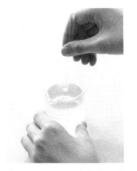

❷加入纯净水混合搅拌。装入喷雾瓶，贴上标签贴纸。

材料（使用一周的量）

酒精 ····························· 50 ml

精油 ···························· 10滴

纯净水 ·························· 50 ml

准备用具

烧杯／搅拌棒／遮光的喷雾瓶／标签贴纸

保存方法／保存期限

保存在阴凉处，一周内用完。

万能芳香小苏打粉

小苏打具有除臭、除湿的作用，加入少量水后也能够用于清洗碗盘等，是非常方便的基本材料。做好万能芳香小苏打粉后先放置在房间里，可以在享受芳香的同时有效除臭、除湿，香气散尽后，可以用于清洗物品，完全不会浪费。

建议使用方法

●作为芳香剂使用时，可装在盘子等容器内并放置在房间里。作为清洁剂使用时，可洒在想要清洁的地方，用海绵擦拭。

●不仅能够消除房间的异味，也能够消除冰箱以及鞋柜里的臭味。厨余垃圾的味道令人在意时，可以将其洒在垃圾上面。

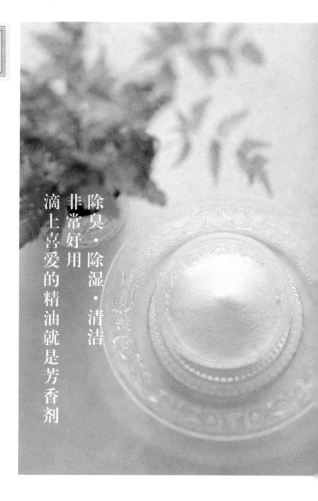

除臭·除湿·清洁

非常好用

滴上喜爱的精油就是芳香剂

● 制作方法

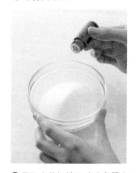

❶量取小苏打放入玻璃容器中。

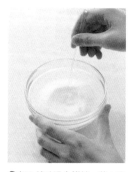

❷加入精油混合搅拌。装入遮光的密闭容器，贴上标签贴纸。

材料（使用两周的量）

小苏打······················ 100 g

精油 ························ 10滴

准备用具

玻璃容器／磅秤／搅拌棒／遮光的密闭容器／标签贴纸

保存方法／保存期限

保存在阴凉处，两周内用完。

图书在版编目（ＣＩＰ）数据

精油大全 / (日) 盐屋绍子著；吴晶，张育铭译
. — 南昌：江西科学技术出版社，2019.11(2023.9重印)
 ISBN 978-7-5390-6952-4

 Ⅰ.①精… Ⅱ.①盐… ②吴… ③张… Ⅲ.①香精油
—保健—基本知识 Ⅳ.①R161②TQ654

中国版本图书馆CIP数据核字(2019)第216286号

国际互联网（Internet）地址：http://www.jxkjcbs.com
选题序号：KX2019080 图书代码：B19186-104
版权登记号：14-2019-0149
责任编辑 李玲玲
项目创意/设计制作 快读慢活
特约编辑 周晓晗 王瑶
纠错热线 010-84766347

精油大全 (日) 盐屋绍子 著 吴晶 张育铭 译

出版发行	江西科学技术出版社	
社 址	南昌市蓼洲街2号附1号 邮编 330009	
	电话:(0791) 86623491 86639342(传真)	
印 刷	天津联城印刷有限公司	
经 销	各地新华书店	
开 本	710mm×1000mm 1/16	
印 张	11	
字 数	120千字	
印 数	20001-23000册	
版 次	2019年11月第1版 2023年9月第4次印刷	
书 号	ISBN 978-7-5390-6952-4	
定 价	68.00元	

赣版权登字 –03-2019-318 版权所有 侵权必究
(赣科版图书凡属印装错误，可向承印厂调换)